LA DIETA PARA REDUCIR SU CINTURA RÁPIDAMENTE

T0179786

DR. DON COLBERT

CASA
CREACIÓN

La mayoría de los productos de Casa Creación están disponibles a un precio con descuento en cantidades de mayoreo para promociones de ventas, ofertas especiales, levantar fondos y atender necesidades educativas. Para más información, escriba a Casa Creación, 600 Rinehart Road, Lake Mary, Florida, 32746; o llame al teléfono (407) 333-7117 en Estados Unidos.

La dieta para reducir su cintura rápidamente
por Dr. Don Colbert
Publicado por Casa Creación
Una compañía de Charisma Media
600 Rinehart Road, Lake Mary, Florida 32746
www.casacreacion.com

A menos que se exprese lo contrario, el texto bíblico ha sido tomado de la versión Reina-Valera © 1960 © Sociedades Bíblicas en América Latina; © renovado 1988 Sociedades Bíblicas Unidas. Utilizado con permiso.

Traducido por: Belmonte Traductores
Director de diseño: Bill Johnson

Originally published in the U.S.A. under the title: *The Rapid Waist Reduction Diet*
Published by Charisma House, A Charisma Media Company, Lake Mary, FL 32746 USA

Visite la página web del autor: www.drcolbert.com

Library of Congress Control Number: 2013933902
ISBN: 978-1-62136-192-3
E-book ISBN: 978-1-62136-197-8

Índice

TODO SE TRATA DEL "CONTROL DE CINTURA"

E L DESEO DE Dios es que usted se sienta mejor y viva más tiempo, ¡y Él le ayudará a alcanzar esa meta! Al escoger este libro, ha dado usted un importante paso hacia una energía y salud renovadas. Este libro puede ayudarle restablecer su salud y librarse de la grasa abdominal tóxica que conduce a enfermedades y a una mala salud.

Perder peso puede que sea el mayor reto físico de su vida. Pero con fe en Dios, buena nutrición y remedios naturales de vanguardia, ¡reducir el contorno de su cintura puede representar una gran victoria en su vida! Dios reveló su voluntad divina para cada uno de nosotros por medio del apóstol Juan, quien escribió: "Amado, yo deseo que tú seas prosperado en todas las cosas, y que tengas salud, así como prospera tu alma" (3 Juan 2).

No es ningún secreto que EE. UU. ha estado experimentando un aumento en la obesidad durante varios años ya. Lo alarmante es que estamos llegando a proporciones de epidemia: dos terceras partes los de adultos estadounidenses tienen sobrepeso o son obesos, y un 30 por ciento de los niños de once años o menos tiene sobrepeso.[1] Esto debiera alarmar a todos, en particular a todo aquel que profesa a Jesús como Salvador y Señor. Sin duda, nos estamos perdiendo lo mejor de Dios para nosotros. ¿Por qué? La respuesta convencional es que muchos médicos están buscando la siguiente medicina nueva y mejorada. Yo sugiero que eso no es una solución. Necesitamos llegar a la *raíz* del problema, que es nuestra dieta, estilo de vida y contorno de cintura. Sin abordar esta realidad, los alarmantes estragos de la obesidad solamente empeorarán.

Comida rápida, comida basura, comidas preparadas, refrescos, cafés endulzados, jugos, batidos, porciones "gigantes" de comida y saltarse comidas son todos ellos factores que contribuyen al problema. La dieta estadounidense estándar está llena de carbohidratos vacíos, azúcares, grasas, proteínas excesivas y calorías, y es baja en contenido nutritivo. Esta dieta literalmente hace que perdamos nutrientes como el cromo, que es crucial en la regulación de los niveles de glucosa en nuestra sangre.

Combinada con nuestra mala dieta está la falta de actividad física. Hay demasiados niños que ya no practican deportes y participan en actividades al aire libre; por el contrario, están enganchados a videojuegos, teléfonos inteligentes, mensajes de texto, redes sociales y noticias y películas en línea. Combinado con su comida rápida favorita, reducir el ejercicio a movimientos de los dedos supone una subida de peso cada vez mayor.

También, el estrés excesivo bajo el que están la mayoría de adultos y muchos niños aumenta los niveles de cortisol y, como resultado, muchos están desarrollando tóxica grasa abdominal, aumentando así su riesgo de tener diabetes y otras enfermedades. El estrés continuado finalmente agota las hormonas del estrés y los neurotransmisores, lo cual con frecuencia ayuda a desencadenar un apetito feroz además de adicciones al azúcar y los carbohidratos. Es como un torbellino de pesadilla: cada mal hábito contribuye a atrapar a los sufridores en una espiral descendente hacia la mala salud y la enfermedad.

Su peso es elección de usted

Gálatas 6:7-8 dice: "No os engañéis; Dios no puede ser burlado: pues todo lo que el hombre sembrare, eso también segará. Porque el que siembra para su carne, de la carne segará corrupción; mas el que siembra para el Espíritu, del Espíritu segará vida eterna". La mayoría de los estadounidenses están sembrando inconscientemente semillas para una cosecha de obesidad, diabetes y muchas otras enfermedades mediante su elección de alimentos y hábitos de estilo de vida.

Yo digo con frecuencia que las enfermedades relacionadas con la obesidad son enfermedades por "elección". En otras palabras, usted puede *agarrar* un resfriado o la gripe, pero a causa de malas decisiones *desarrolla* obesidad, diabetes tipo 2 y otras enfermedades.

Oseas 4:6 dice: "Mi pueblo fue destruido, porque le faltó conocimiento". Mis anteriores libros *Los siete pilares de la salud* y *La dieta "Yo sí puedo" del Dr. Colbert* proporcionan una buena base para cambiar patrones en la dieta, mejorar hábitos de estilo de vida y perder peso, especialmente la tóxica grasa abdominal. Le animo a que lea *Los siete pilares de la salud*. Los principios que contiene son fundamentales para una vida sana que afectará a todas las áreas de su vida. Prepara el escenario para todo lo que usted leerá en cualquier otro de los libros que he publicado, incluyendo este.

En este libro, *La dieta para reducir su cintura rápidamente*, aprenderá sobre maneras naturales de reducir su contorno de cintura y perder grasa abdominal por medio de la dieta, suplementos y ejercicio. ¡Hay esperanza! Su cuerpo está maravillosamente formando. Dios puede sanar su cuerpo sin dificultad. He conocido a personas que fueron sanadas por el poder milagroso de Dios. He sido testigo de otras personas cuyas vidas han mejorado de modo dramático mediante un estilo de vida sano y tratamientos naturales. Entienda que Dios generalmente no hará lo que usted mismo puede hacer. Después de todo, solamente usted puede escoger comer alimentos sanos, hacer ejercicio, perder peso y tomar suplementos.

Desde que se introdujo en mi libro *Cómo revertir la diabetes*, la dieta para reducir su cintura rápidamente ahora ha sido refinada, actualizada y ampliada para todo aquel que quiera vivir una vida más sana y más larga al tomar control de su peso. En *La dieta para reducir su cintura rápidamente* ofrezco información médica y perspectivas prácticas sobre maneras de reducir su contorno de cintura, controlar su peso y librarse de la tóxica grasa abdominal que conduce a tantas enfermedades.

Hay mucho que usted puede hacer para cambiar el curso de su salud. Ahora es momento de correr a la batalla con nueva confianza, determinación renovada, y el maravilloso conocimiento de que Dios es real, está vivo y su poder es mayor que ninguna enfermedad o dolencia. Es mi oración que mis sugerencias y pautas le ayuden a mejorar su salud, sus hábitos nutricionales y sus prácticas de ejercicio. Esta combinación producirá sanidad en su vida. Oro para que profundice su comunión con Dios y fortalezca su capacidad de adorarle y servirle a Él.

—Dr. Don Colbert

Capítulo 1

LA EPIDEMIA
DE OBESIDAD

CUANDO EL CINEASTA de Nueva York, Morgan Spurlock, se propuso trazar una línea entre el aumento de la obesidad en EE. UU. y el gigante de la comida rápida, McDonald's, nunca soñó con que su documental *Supersize Me* [Mi súper talla] sería nominado para un premio de la Academia, ganaría más de 20 millones de dólares en todo el mundo con un presupuesto de producción de 65,000 dólares, y convertiría el título de la película en una contraseña para activistas de la salud en todo el planeta. En breve, él se convirtió en la peor pesadilla de McDonald's, acentuada por la publicación de sus subsiguientes memorias, *Don't Eat This Book* [No se coma este libro].

La inesperada entrada de Spurlock en la conciencia internacional se originó con un experimento personal, utilizándose a él mismo como conejillo de indias. Durante un mes no comió otra cosa sino comida de McDonald's en las tres comidas, probando en el proceso todos los artículos del menú. Siempre que los cajeros le preguntaban si quería que su comida fuese tamaño gigante, él aceptaba.

Cuando oí por primera vez de su hipótesis, me pareció un poco exagerada. Es decir, hasta que me di cuenta de que su experimento representaba a incontables millones de personas que obtenían la mayor parte de su sostén diario de la comida rápida. Spurlock se convirtió a él mismo en una representación física de esas masas silenciosas, consumiendo un promedio de 5000 calorías al día. Como resultado, subió de peso casi 25 libras (11 kilos) aumentó su índice de masa muscular en un 13 por ciento, aumentó su colesterol hasta 230, y acumuló grasa en su hígado. Él convirtió su experimento en una declaración que se oyó en el mundo entero.[1]

Años después, a veces me pregunto si muchos estadounidenses estaban prestando atención. Después de informes en años recientes de una estabilización en los índices de obesidad, un informe publicado por el Centro para el Control y Prevención de las Enfermedades (CDC) en el verano de 2011 mostraba que habían aumentado un 1,1 por ciento entre 2007 y 2009, dejándolos en asombrosos niveles del 33,8 por ciento.[2] La proporción de estadounidenses obesos está en niveles sorprendentes, aproximadamente una tercera parte, o 33,8 por ciento.[3] Se calcula que la obesidad mata actualmente a cuatrocientos mil estadounidenses al año, y es la segunda causa de muertes evitables en este país.[4] ¿El asesino evitable número uno? El humo de los cigarrillos (y un reciente informe demuestra que descendió un 40 por ciento entre 1965 y 2007).[5] Eso significa que la pérdida de peso se sitúa junto con dejar de fumar como el cambio de estilo de vida más crucial que podría usted realizar nunca. Debido al descenso en la tendencia a fumar, mi predicción es que la obesidad pronto sobrepasará al fumar como el asesino evitable número uno entre los estadounidenses.

Desgraciadamente, muchos médicos, nutriólogos y dietistas parecen pasar por alto este hecho, o ignorarlo convenientemente. Les encanta ofrecer "esparadrapos" tópicos que alivian los síntomas de los pacientes, pero a la vez no abordan las raíces ni consideran las implicaciones a largo plazo de pasar por alto el peso de sus pacientes. Un informe del CDC en 2007 descubrió que aproximadamente a una tercera parte de los adultos obesos nunca les había dicho su médico o asistente médico que eran obesos.[6] Eso no solo es increíble, porque la obesidad es también un eslabón clave de otros problemas graves y que amenaza la vida, como la diabetes y las enfermedades del corazón.

Tal información alarmante habla por sí misma. Además, está gritando a la vez que demasiados médicos miran para otro lado. Con nuestro país enfrentándose a la mayor crisis en el cuidado de la salud de su historia, cada uno de nosotros debe entender que la respuesta no llegará de parte de los médicos, las clínicas o el gobierno de EE. UU. En cambio, cada persona debe asumir la responsabilidad de su propia salud. Debido a que la obesidad y la grasa abdominal están en la raíz de muchas enfermedades, tiene sentido comenzar reduciéndolos hasta llegar a un peso sano y un contorno de cintura saludable.

DEFINIR EL PROBLEMA

Antes de profundizar en lo que hace que haya tantas personas que visiten los departamentos de tallas grandes y desarrollen enfermedades a lo largo del camino, necesito aclarar los términos *sobrepeso* y *obeso*. Muchas personas tienen un sentimiento general con respecto a cómo difieren esas palabras; sin embargo, en años recientes la delineación se ha vuelto más clara. Varias organizaciones de la salud, incluyendo el CDC y el Instituto Nacional de

Salud (NIH), ahora los definen oficialmente utilizando el índice de masa corporal (IMC), el cual evalúa el peso de una persona en relación con la altura. La mayoría de esas organizaciones definen un adulto con sobrepeso como alguien que tiene un IMC entre 25 y 29,9, mientras que un adulto obeso es alguien que tiene un IMC de 30 o mayor.[7]

Solamente una pequeña parte de los individuos que tienen sobrepeso o son obesos según su IMC tienen un porcentaje de grasa corporal normal o bajo. Por ejemplo, los atletas profesionales con frecuencia tienen una constitución de mucho músculo y baja grasa corporal que les hace pesar más que la persona promedio, pero sin embargo no son verdaderamente obesos (excluyendo a algunos delanteros de fútbol americano y luchadores de sumo). Sin embargo, la mayoría de las personas que acuden a visitarme buscando ayuda no solo tienen sobrepeso sino que son técnicamente obesos, queriendo decir varones con grasa corporal superior al 25 por ciento y hembras con más del 33 por ciento.[8] A lo largo de este libro cuando hable de tener un elevado IMC, me estaré refiriendo a personas obesas, no a los pocos tipos musculares que tienen un elevado IMC pero una grasa corporal normal o baja.

Costo en calorías

Los investigadores han descubierto que por cada cien calorías extra que una persona come cada día, los gastos adicionales, como cuidado médico para futuros problemas de salud causados por tener sobrepeso, varían desde cuarenta y ocho centavos hasta dos dólares. Cada vez que usted aumenta el tamaño de su comida "solo" por treinta y cinco centavos más, en realidad puede terminar costándole entre ochenta y dos centavos y seis dólares y sesenta y cuatro centavos en facturas de cuidado médico.

Cuando se consideran todos los factores, la obesidad llega con una elevada etiqueta de grasa, con personas consideradas obesas que pagan 1,429 dólares más (42 por ciento) en costos de cuidado sanitario que los individuos con un peso normal. Los gastos para cada persona mayor obesa suponen a Medicare 1,723 dólares más que para los beneficiarios con un peso normal, y a las aseguradoras privadas 1,140 dólares más.[9]

Y por sorprendente que todo esto parezca, ninguna cantidad en dólares puede hacer justicia al verdadero daño que se realiza. Tener sobrepeso o ser obeso aumenta su riesgo de desarrollar treinta y cinco importantes enfermedades, particularmente diabetes tipo 2, enfermedades del corazón, derrame cerebral, artritis, hipertensión, Alzheimer, infertilidad, disfunción eréctil y enfermedad de la vesícula. También, más de una docena de formas de cáncer. Si es usted una mujer obesa, tiene un riesgo significativamente más elevado de sufrir cáncer de mama después de la menopausia: 1,5 veces más que una mujer con un peso promedio y sano.[10] También aumenta sus oportunidades de desarrollar cáncer de útero debido a su peso.[11] Para madres embarazadas, el riesgo de dar a luz a un niño con un grave defecto de nacimiento se duplica si tiene usted sobrepeso y se multiplica por cuatro si es usted obesa.[12]

Además de las implicaciones físicas de la obesidad, conlleva un impacto social y psicológico. Los individuos obesos generalmente se enfrentan a más rechazo y prejuicio. Con frecuencia se les pasa por alto para los ascensos, o ni siquiera se les contrata debido al aspecto físico. La mayoría de personas obesas luchan diariamente con problemas de autoestima y autoimagen. Se sienten poco atractivas y poco apreciadas, y tienen un mayor riesgo de depresión. Muchos de nosotros hemos observado la humillación que experimenta una persona obesa al intentar meterse en el asiento de un avión, un estadio o un automóvil que es demasiado pequeño. Quizá usted haya sido esa persona. Si es así, sepa cómo la obesidad puede afectar al modo en que otros le tratan y al modo en que se trata a usted mismo.

La globesidad es el culpable

Trágicamente, millones de personas fuera de los Estados Unidos batallan con los mismos problemas. La Organización Mundial de la Salud denomina la obesidad una epidemia mundial. La obesidad y su lista creciente de consecuencias para la salud están sobrepasando a las infecciones y la malnutrición como la causa principal de muerte y discapacidad en muchos países del Tercer Mundo. Esta "globesidad", tal como destaca de manera adecuada Morgan Spurlock en su documental, tiene una causa principal: la difusión de la comida rápida.

En su obra merecedora de un premio, *Fast Food Nation* [País de comida rápida], el autor Eric Schlosser hace una crónica del modo en que los estadounidenses gastaron aproximadamente seis mil millones de dólares en comida rápida en 1970, pero el comienzo del siglo supuso más de 110 mil millones. Debido a que el EE. UU. empresarial establece tendencias globales, otros países han seguido sus huellas. Entre 1984 y 1993, el número de restaurantes de comida rápida en Gran Bretaña se duplicó;

e igualmente lo hizo el índice de obesidad entre adultos. Avancemos quince años, y los británicos comían más comida rápida que cualquier otro país en Europa occidental.

Mientras tanto, la proporción de adolescentes con sobrepeso en China se ha triplicado en la última década. En Japón, el índice de obesidad entre los niños se duplicó durante la década de 1980, lo cual se relacionaba con un 200 por ciento de aumento en las ventas de comida rápida. Esta generación de japoneses ha pasado a convertirse en la primera en la historia de ese delgado país asiático, gracias a su pasada propensión por las verduras, el arroz y el pescado, en ser conocida por sus abultados contornos de cintura. En el año 2000, aproximadamente una tercera parte de todos los hombres japoneses de treinta y tantos años tenían sobrepeso.[13] Al adoptar nuestros hábitos de comida rápida, el mundo entero está comenzando a parecerse más a los estadounidenses. Mi temor es que sus índices de obesidad también sigan sus pasos.

El vínculo a las enfermedades

- Más del 90 por ciento de las personas a quienes se les diagnostica diabetes tipo 2 tienen sobrepeso u obesidad.[14]

- La obesidad aumenta su riesgo de desarrollar los siguientes cánceres: esofageal, de tiroides, colon, riñón, próstata, endometrial, leucemia, mieloma múltiple, melanoma maligno y linfoma de no-Hodgkin.[15]

- Tener sobrepeso aumenta su riesgo de padecer síntomas de GERD (reflujo ácido) en un 50 por ciento; ser obeso duplica sus probabilidades.[16]

- También se sabe comúnmente que el exceso de peso causa apnea del sueño e hipertensión (elevada presión sanguínea). De hecho, el 75 por ciento de todos los casos de hipertensión en los Estados Unidos se atribuye a la obesidad.[17]

¿EN LOS GENES O EN EL AGUA?

Cada persona obesa tiene un historial detrás de su excesivo peso. Cuando era pequeño, con frecuencia oía a personas decir cosas como "ella nació gorda" o "él se parece a su papá".

Hay cierto grado de verdad en ambos comentarios. Cuando se trata de obesidad, la genética cuenta.

En 1988 el *New England Journal of Medicine* publicó un estudio danés que observó a 540 personas adoptadas durante la infancia. La investigación descubrió que los individuos adoptados tenían una tendencia mucho mayor a terminar en la clase de peso de sus padres biológicos en lugar de hacerlo en la de sus padres adoptivos.[18] Estudios por separado de gemelos educados por separado también muestran que la genética tiene una fuerte influencia en la subida de peso y en llegar a tener sobrepeso.[19] Tales estudios revelan que existe una importante predisposición genética a subir de peso.

Sin embargo, siguen sin explicar totalmente la epidemia de obesidad que se ha visto en los Estados Unidos en los últimos treinta años. Aunque un individuo puede que tenga predisposición genética a llegar a ser obeso, el ambiente también desempeña un papel importante. Me gusta el modo en que la autora, conferencista y destacada médico de mujeres, Pamela Peeke, lo expresa: "Puede que la genética cargue la pistola, pero el ambiente aprieta el gatillo".[20] Muchos pacientes a los que veo entran en mi consulta pensando que como han heredado sus "genes de la grasa", no hay nada que ellos puedan hacer. Sin embargo, después de un poco de investigación, normalmente descubro que ellos han heredado la propensión de sus padres a tomar malas decisiones alimentarias, a comer raciones grandes y a tener malos hábitos alimentarios.

Si usted ha tenido sobrepeso desde la niñez, probablemente tenga un mayor número de células adiposas. Eso significa que tendrá tendencia a subir de peso si escoge los tipos de alimentos equivocados y raciones grandes, y no hace ejercicio. Sin embargo, también debería entender que la mayoría de personas pueden sobreponerse a una predisposición genética hacia la obesidad tomando decisiones correctas en su dieta y su estilo de vida. La diabetes de uno de los padres no condena automáticamente a un niño a tener la misma enfermedad, a pesar de cuántas personas comenten: "La manzana no cae lejos del árbol".

Desgraciadamente, muchos de nosotros olvidamos que para tomar esas decisiones sanas, necesitamos situarnos a nosotros mismos en un ambiente saludable. Eso se está haciendo cada vez más difícil que nunca, pues las familias se rinden a frenéticas rutinas que suponen agarrar el desayuno de camino a salir por la puerta, almuerzos de comida rápida, cenar fuera de casa y algunas veces saltarse comidas. Años de hábitos como esos nos están alcanzando. Comenzando a los veinticinco años de edad, el adulto estadounidense promedio sube de 1 a 3 libras de peso al año (de medio a un kilo y medio). Eso significa que una hembra de veinticinco años, de 120 libras (54 kilos) puede esperar llegar a un peso de entre 150 y

210 libras (68 y 95 kilos) cuando llegue a los cincuenta y cinco años.

¿Es sorprendente que tengamos una epidemia de enfermedades del corazón, diabetes tipo 2, hipertensión, elevado colesterol, artritis, cáncer y otras enfermedades degenerativas? Tenemos que pisar los frenos de esta epidemia de obesidad, ¡y enfocar el comer como un estilo de vida es la respuesta!

COMER CON LA CABEZA, NO CON EL CORAZÓN

El hecho de que la obesidad pueda surgir de la herencia, el ambiente y la cultura puede sentirse desalentador, incluso abrumador. ¿Cómo puede uno esperar vencer tales fuerzas tan potentes y perder grasa abdominal en el proceso? Por difícil que pueda parecer, hay causa para la esperanza. Quiero terminar este capítulo con una nota positiva recordándole una sencilla verdad. De hecho, es una de las principales razones de este libro.

Ensalada

Solo porque un taco de ensalada presente la palabra *ensalada* no significa que sea sano. Con el inmenso caparazón de tortilla frita, carne, queso, crema y productos adicionales (más la lechuga iceberg inútil nutricionalmente), la mayoría de tacos de ensalada llegan hasta las 900 calorías y 55 gramos de grasa.

Puede sonar imposible, pero con educación, práctica y disciplina, sus gustos culturales y prácticas dietéticas pueden cambiar gradualmente. Puede usted aprender a escoger alimentos similares que no hayan sido muy procesados y alternativas más bajas en grasa. Es posible descubrir, o redescubrir, el control de la ración y métodos sanos de cocinar. ¿Y qué del pollo frito, el puré de patatas, la salsa y el pastel de chocolate? Puede aprender a disfrutar de los mismos alimentos pero con solo una fracción de la grasa, el azúcar y las calorías.

En un esfuerzo por ayudar a mis pacientes, he estudiado muchas dietas y programas alimenticios a lo largo de los años. Como resultado, he llegado a saber que hay dos culpables clave en la típica dieta estadounidense que hay que abordar si quiere usted perder grasa abdominal y vivir una vida más sana: la inflamación y el trigo. En los dos siguientes capítulos hablaré de cada uno de estos culpables y explicaré por qué son tan perjudiciales para su salud.

Capítulo 2

PRIMER CULPABLE:
INFLAMACIÓN

D ESPUÉS DE LA pasada década, el suroeste de EE. UU. podría cambiar de nombre para llamarse Región Ardiente. De los más de dos docenas de importantes incendios en el norte de América desde 2002, casi el 60 por ciento han ocurrido en estados como California, Nevada, Nuevo México y Arizona.

Comenzó con el incendio más grande en la historia del Bosque Nacional Sequoia en California en 2002. Siguieron otros incendios en el sur que mataron a personas, quemaron millones de acres, destruyeron miles de hogares y causaron pérdidas valoradas en miles de millones de dólares. Cuando se produjo el incendio más grande en la historia de Arizona en el verano de 2011, destruyó más de 700 millas cuadradas de terreno (1.125 kilómetros cuadrados) y se extendió hasta Nuevo México.[1]

Cada otoño, parece que algún estado en esta región se prepara para otro golpe de incendios, esperando que los vientos no soplen demasiado fuertes y hagan que se extiendan los incendios. Recuerdo haber volado por encima de California en el otoño de 2007. Miré por mi ventanilla y vi incendios separados que surgían casi por todas partes. Es un momento que yo describiría como un cuadro de Salvador Dalí cobrando vida.

Este mismo cuadro surrealista describe los incendios que están ardiendo de modo desenfrenado en el interior de muchos estadounidenses. Sin embargo, contrariamente a los incendios en el suroeste que captan la atención del país durante semanas y semanas, la mayoría de nosotros somos totalmente inconscientes de lo que está en llamas. Tristemente, este incendio (inflamación sistémica) sigue causando estragos en millones de personas, conduciendo a muchas hacia una mayor obesidad.

¿Qué tiene que ver la inflamación con la subida de peso? Quiero explicar su estrecha relación y examinar varias maneras dietéticas que pueden ayudarle a restringir esta inflamación.

INFLAMACIÓN CRÓNICA Y ENFERMEDAD

La inflamación es un importante componente del sistema inmunitario. Es esencial para el proceso de sanidad, ya que es una respuesta programada, necesaria para luchar contra infecciones y reparar tejidos dañados. Por ejemplo, cuando se hace un esguince de tobillo o desarrolla amigdalitis, sus glóbulos blancos liberan productos químicos a los tejidos afectados. Eso impulsa un aumento del flujo sanguíneo a la zona, la cual causa enrojecimiento, calidez y dolor. Ese es el motivo de que su tobillo o sus amígdalas se inflamen, duelan y se pongan rojas; también es el motivo de que esas zonas se curen con mayor rapidez. Sin esta respuesta, las heridas e infecciones nunca se curarían; y finalmente, eso pondría en riesgo todo su cuerpo.

Sin embargo, surgen problemas cuando esta reacción de inflamación se vuelve sistémica y no se controla durante meses o años. Cuando eso sucede, los mismos productos químicos utilizados para sanar pueden causar subida de peso y finalmente desencadenar multitud de enfermedades mortales.

La inflamación localizada es fácil de detectar y sentir. Sus señales incluyen hinchazón, enrojecimiento, calidez y dolor. Cuando el cuerpo desencadena esta respuesta de sanidad, usted siente el dolor de un músculo con esguince, una distensión, tendinitis o bursitis. Sin embargo, ya que la inflamación sistémica normalmente no proporciona esos síntomas, no se reconoce. Peor aún, cuando finalmente se diagnostica, doctores y pacientes con frecuencia la descartan como una mera señal de envejecimiento o de obesidad. Desgraciadamente, esa poca consideración con frecuencia conduce a una mayor subida de peso y enfermedad.

Aunque la inflamación crónica es un síntoma de casi todas las enfermedades, también agrava la enfermedad. La inflamación incesante saca a la luz las citocinas inflamatorias, que son productos químicos destructivos de señalización celular que contribuyen a la mayoría de enfermedades degenerativas. Entre ellas están: ateroesclerosis, enfermedades del corazón, cáncer, artritis, síndrome metabólico, Alzheimer, alergias, asma, colitis ulcerativa, enfermedad de Crohn, hepatitis, enfermedad celíaca, obesidad y diabetes.

Observará que casi todas esas enfermedades están relacionadas con la obesidad. Esencialmente, a medida que los estadounidenses engordan cada vez más, aumenta la inflamación sistémica crónica y conduce a muchas de esas enfermedades. También causa que nuestros cuerpos envejezcan con rapidez, incluyendo el desarrollo de arrugas.

LA GRASA ALIMENTA LA INFLAMACIÓN

La relación entre obesidad e inflamación es cíclica en naturaleza: la obesidad causa una mayor inflamación, y una mayor inflamación causa más subida de peso. Esto se debe en parte a que las células adiposas fabrican varios tipos de mediadores inflamatorios, incluyendo la interleucina-6, el factor alfa de necrosis tumoral, y el activador inhibidor plasminógeno-1. Todos ellos aumentan la inflamación y están relacionados con la ateroesclerosis, o endurecimiento de las arterias. Las células adiposas también producen las citocinas mencionadas anteriormente. Son proteínas que desencadenan la producción de más mediadores inflamatorios, como la proteína C-reactiva (PCR). La PCR es solo un indicador inflamatorio que los doctores utilizan para medir el estado inflamatorio del cuerpo. Si hay inflamación en algún lugar en el cuerpo, la PCR normalmente aumenta. El nivel de PCR aumenta en casos de infección crónica, elevado azúcar en la sangre (resistencia a la insulina) y en las personas con sobrepeso y obesas, especialmente entre quienes tienen mayor grasa abdominal. Un elevado PCR también está relacionado con un mayor riesgo de ataques al corazón y derrames cerebrales.

Cuando el cuerpo produce más mediadores inflamatorios, como PCR, esto a su vez destaca la inflamación sistémica crónica. Esencialmente, cuanto más grasa tenga usted (particularmente grasa abdominal), mayor inflamación sufre.

La mayoría de personas piensan en el tejido adiposo como inactivo, pero eso está lejos de la verdad. El tejido adiposo o las zonas de grasa almacenada, como la grasa abdominal, son activos órganos endocrinos que producen numerosos tipos de hormonas, como la resistina (que aumenta la resistencia a la insulina), la leptina (que disminuye el apetito) y la adiponectina (que mejora la sensibilidad a la insulina y ayuda a disminuir el azúcar en la sangre). Cuantas más células adiposas, más estrógeno, cortisol y testosterona produce su cuerpo. Esta es una de las razones por las que los hombres obesos normalmente desarrollan senos y a las mujeres obesas con frecuencia les sale vello facial. Sus células adiposas están fabricando más estrógeno y testosterona respectivamente.

Pasar a bajo glicémico

Un reciente estudio a la población holandesa descubrió que al disminuir el índice de valor glicémico de la ingesta alimentaria en general en una media de diez puntos, los participantes disminuyeron sus niveles de PCR en un 29 por ciento. Los participantes que continuaron con una dieta de bajo glicémico también tenían mayores niveles de colesterol bueno, sensibilidad a la insulina mejorada y reducida inflamación crónica, todo lo cual indicó una disminución en el riesgo del síndrome metabólico y de enfermedades cardiovasculares.[2]

Cuando sus tejidos adiposos segregan todas esas hormonas, con mayor probabilidad elevando sus niveles de testosterona, estrógeno y cortisol, y producen una tremenda inflamación en su cuerpo, el resultado es la subida de peso. Su tóxica grasa abdominal extra prepara entonces el escenario para la diabetes tipo 2, las enfermedades del corazón, el derrame, el cáncer y muchas otras enfermedades. Eso se debe a que la grasa abdominal es como esos incendios en el sur que mencioné anteriormente. Se extiende por todo su cuerpo e inflama su sistema cardiovascular, lo cual causa la producción de placa en sus arterias e inflamación en el cerebro. Esto puede incluso conducir potencialmente a la enfermedad de Alzheimer.

La prueba está en la grasa

Varios estudios muestran los paralelismos entre inflamación y grasa. Un estudio descubrió que la inflamación aumentaba en más del 50 por ciento en mujeres obesas cuya grasa estaba principalmente en sus caderas y muslos. Entre mujeres con obesidad abdominal, esa cifra aumentaba hasta un sorprendente 400 por ciento.[3]

Un rápido repaso puede ayudarle a entender mejor la relación entre grasa e inflamación. Cada libra (medio kilo) de grasa acumulada requiere aproximadamente una cantidad de vasos sanguíneos equivalente a una milla (1,6 km) para sostenerse a sí misma. A fin de existir, las células adiposas secretan sustancias parecidas a hormonas que aumentan el crecimiento del vaso sanguíneo. Esos vasos sanguíneos deben nutrir y alimentar la grasa acumulada. Sin embargo, cuando el crecimiento del vaso sanguíneo no puede seguir el ritmo de extensión de la grasa, las células adiposas se ven privadas de oxígeno. Esas células privadas de oxígeno entonces liberan más mediadores inflamatorios para desencadenar mayor crecimiento de vasos sanguíneos...y así continúa el proceso. El incendio se extiende, empeorado cuando la chispa proviene de la grasa abdominal: la fuente más inflamable.

Otros estudios subrayan el hecho de que la inflamación no solo *prepara* el cuerpo para añadir grasa adicional sino que también incluso *precede* a este proceso. Dos estudios, el Atherosclerosis Risk in Communities

Study y el Healthy Women Study, descubrieron mayores concentraciones de PCR y de fibrinógeno antes de que se produjera la subida de peso.[4] (El fibrinógeno es una proteína en la sangre que, cuando aumenta, puede conducir a coágulos sanguíneos o un mayor riesgo de ataques al corazón y derrames). Una mayor investigación desde Suecia mostraba que cuanto más elevado era el número de proteínas inflamatorias elevadas, mayor era la probabilidad de subida de peso.[5] Antes de esos informes, los expertos suponían que las personas obesas tenían mayores niveles de proteínas inflamatorias debido a las citocinas que sus tejidos adiposos secretaban. En otras palabras, los doctores pensaban que los individuos obesos seguían tratando una mayor inflamación porque eran obesos. En cambio, esos estudios demostraron que lo contrario era igualmente cierto: cuanto más elevadas eran las proteínas inflamatorias, mayor era la probabilidad de subir de peso.

Sin duda alguna, la grasa depositada en la zona abdominal conduce a la mayor cantidad de inflamación. Por el contrario, cuando usted disminuye la respuesta inflamatoria de su cuerpo, también disminuirá su peso y el contorno de su cintura. Dada esta situación, es útil saber qué alimentos pueden desencadenar inflamación y qué alimentos ayudan a controlarla.

UN SUBPRODUCTO MORTAL DE LA DIETA OCCIDENTAL: LA INFLAMACIÓN

Uno de los mayores problemas de nuestras dietas modernas, altas en grasa, muy procesadas, altas en azúcar altas en granos (como trigo y maíz) y altas en sodio, es que han roto el equilibrio en nuestros cuerpos entre los productos químicos inflamatorios y antiinflamatorios denominados *prostaglandinas*. Normalmente, la inflamación es una cosa buena que funciona para reparar una herida o luchar contra una infección en el cuerpo. Sitúa al sistema inmunológico en alta alerta para atacar a bacterias o virus invasores y liberar a nuestro cuerpo de esos intrusos, o en el caso de una herida, envía glóbulos blancos al corte, rasguño, esguince o hueso roto para captar las células dañadas o atacar infecciones ajenas para facilitar la sanidad. Este es el lado bueno de la inflamación y una función muy importante de los pequeños agentes del sistema inmunológico. Cuando nuestro cuerpo está en una emergencia tal, se produce un complicado proceso mediante el cual se crean más prostaglandinas proinflamatorias que antiinflamatorias, y el sistema inmunológico responde al sonido de esta alarma. Cuando termina la crisis, el equilibrio gana en la dirección antiinflamatoria y finalmente vuelve a equilibrarse.

Si mira este proceso en un sentido muy simplificado, verá que se producen prostaglandinas por los alimentos que ingerimos en un ciclo continuo, y cada uno de los alimentos que comemos tiene tendencia proinflamatoria o antiinflamatoria. Los ácidos grasos están en el centro. Los ácidos grasos omega -6 son "amigables" para la creación de prostaglandinas proinflamatorias, y los ácidos grasos omega-3 son "amigables" para la creación de prostaglandinas antiinflamatorias. Una dieta más natural, de tipo mediterráneo, tendrá un equilibrio de alimentos amigables proinflamatorios y antiinflamatorios; sin embargo, nuestra dieta occidental moderna alta en grasas, alta en sodio, alta en azúcar y muy procesada inclina ese equilibrio a favor de la producción de prostaglandinas proinflamatorias.

Los expertos nos dicen que nuestra típica dieta en E.U. tiene el doble de cantidad de ácidos grasos omega-6 que consumimos desde 1940, pues nos hemos alejado cada vez más de las frutas y verduras hacia alimentos basados en granos y los aceites producidos de ellos. De hecho, comemos seis veces más omega-6 que los antiinflamatorios omega-3. La mayoría de animales de los que obtenemos alimentos en la actualidad son alimentados con grano, de modo que nuestras carnes, huevos y productos lácteos son más altos en omega-6 de lo que lo eran hace un siglo. También, como la mayor parte del pescado que hay en nuestras tiendas se crían en piscifactorías, se alimentan de granos de cereales en lugar de algas y pequeños peces que comerían si estuvieran en libertad, de modo que nuestros pescados son más fuentes de omega-6 de lo que solían ser. Al observar todo esto, no es difícil ver por qué enfermedades causadas por la inflamación sistemática crónica han aumentado hasta ser un problema tan grande en el mundo occidental actualmente.

Además, ácidos grasos esenciales (AGE) como omega-3 y omega-6 no pueden ser fabricados en el cuerpo, y deben ser consumidos bien mediante la dieta o mediante suplementos. Los ácidos grasos ayudan al cuerpo a reparar y crear nuevas células. Además de reducir la inflamación, los ácidos grasos omega-3 pueden realmente crear barricadas especiales en el cuerpo, haciendo más difícil que las células cancerosas migren desde un tumor principal para comenzar nuevas colonias. Los cánceres que permanecen localizados en un solo lugar son mucho más fáciles de tratar que los que llegan a la metástasis (extensión por el cuerpo).[6]

Debido al elevado contenido en omega-6 de nuestras dietas, nuestro cuerpo encuentra más material para prostaglandinas proinflamatorias que antiinflamatorias. Con el tiempo, la creación natural y continua de prostaglandinas inclinará la balanza hacia la inflamación sistemática a medida que se producen más prostaglandinas proinflamatorias que antiinflamatorias. A pesar de la ausencia de una emergencia presente, este desequilibrio sigue desencadenando alarmas que llaman a la inflamación, y el sistema inmunológico responderá en consecuencia. Sin embargo, sin ninguna amenaza real presente, el sistema inmunológico comenzará a atacar cosas que normalmente no atacaría. Esta hipersensibilidad inmune puede conducir a muchos problemas, que van desde sencillas alergias y subida de peso hasta cáncer, Alzheimer, enfermedades cardiovasculares, diabetes, artritis, asma, problemas de próstata y enfermedades autoinmunes.

Muchas de ellas se producen porque a medida que el sistema inmunológico permanece en alta alerta más tiempo del que debería, sus agentes comienzan a fatigarse y a tomar malas decisiones, conduciendo posiblemente a la enfermedad autoinmune o no destruyendo células mutadas, llevando así a la formación de cáncer con mayor frecuencia. Esto puede dar lugar fácilmente a que el cáncer se reafirme y no sea fácil de vencer.

Los ácidos grasos omega-3 son claramente increíblemente beneficiosos. A continuación tiene algunos alimentos con omega-3 para incluir en su dieta: frutos secos crudos (almendras, nueces), semilla de linaza y aceite de semilla de linaza, pescado (salmón, caballa, mero, atún, arenque y bacalao) y aceite de pescado. Obviamente, es importante saber qué grasas comer y qué grasas evitar cuando se trata de prevenir esas dañinas prostaglandinas que mencioné anteriormente.

Por tanto, a la vez que utilice un entendimiento de la dieta mediterránea como fundamento, dentro de ese marco también debería ver cuán proinflamatorios o antiinflamatorios son los alimentos que usted come. Si tiene problemas con alergias o similares, al comer más alimentos antiinflamatorios que proinflamatorios, puede hacer regresar su balance a la dirección adecuada.

Una manera de comprobar su grado de inflamación es el análisis de sangre para determinar el nivel de proteína C-reactiva. Las proteínas C-reactivas son un agente clave que causa inflamación y desencadena la actividad del sistema inmunológico. Cuando llega a los cuarenta años de edad, un análisis anual de PCR es una idea estupenda para comprobar la eficacia antiinflamatoria de su dieta. Los hombres deberían apuntar a un PCR menor de 0,55, mientras que las mujeres deberían apuntar a un PCR menor de 1,5.

ALIMENTOS QUE DESENCADENAN INFLAMACIÓN

Grasas malas

Desgraciadamente, la dieta estadounidense estándar inclina el equilibrio hacia excesivas cantidades de prostaglandinas malas. Esto puede aumentar la inflamación y estrechar los vasos sanguíneos, preparando el escenario para la hipertensión, enfermedades del corazón, ataque al corazón, derrame, subida de peso, obesidad y diabetes.

Tan solo diga no

La aspirina y el ibuprofeno pueden parecer soluciones rápidas, fáciles y asequibles para reducir la inflamación. Lo mismo es cierto de varios esteroides (prednisona, cortisona y Medrol) y medicamentos antiinflamatorios no esteroides. Sin embargo, tenga en mente que cuando se usan durante mucho tiempo, todos ellos conllevan un costo potencialmente grave, como mayor probabilidad de ataques al corazón, derrames y otras dolencias.

Aunque defensores del statu quo dietético se burlan de los defensores de la salud o los ridiculizan como "policía de alimentos", la verdad es que hay peligros en los tipos de grasas que consumimos. Los tipos principales que desencadenan inflamación son: grasas trans, grasas hidrogenadas y grasas parcialmente hidrogenadas. Generalmente se encuentran en margarinas, mantecas, aceites hidrogenados y la mayoría de alimentos horneados. Están especialmente generalizadas en cubiertas para pasteles, muchas mantequillas de cacahuate comerciales, patatas fritas, galletas saladas, galletas y cualquier alimento que enumere en su etiqueta aceites hidrogenados o parcialmente hidrogenados. Los alimentos fritos, en especial los que se fríen mucho como pollo frito, patatas fritas, pescado frito, también aumentan la inflamación. Debería usted evitar también la ingesta excesiva de grasas saturadas, que se encuentran principalmente en la carne roja, el cerdo, las carnes procesadas, la mantequilla, la leche entera, el queso y las pieles de aves. Todas ellas incrementan sus posibilidades de inflamación.

Igualmente lo hacen las grasas omega-6, que se encuentran en aceites vegetales, como aceites de cártamo, maíz, soja, girasol y semilla de algodón. La mayoría de aderezos para ensalada contienen estos aceites tóxicos. Sus etiquetas normalmente enumeran "ácido linoleico" u "omega-6 poliinsaturado".

Diez principales alimentos con grasas trans

- Sustitutos de mantequilla: margarina, manteca y otros productos para extender que no son mantequilla y contienen grandes cantidades de grasas trans.

- Alimentos empaquetados: mezclas para pastel mezclas para tortitas, etc. Todos tienen varios gramos de grasas trans por ración.

- Sopas: la sopa japonesa y los consomés contienen elevados niveles de grasas trans.

- Comida rápida: patatas fritas, tiras de pollo y otros alimentos muy fritos se fríen en aceite hidrogenado.

- Alimentos congelados: tartas congeladas, gofres, pizzas y palitos de pescado contienen grasas trans.

- Alimentos horneados: se utilizan más grasas trans en los productos horneados (rosquillas, galletas, pasteles, etc.) en su supermercado que en cualquier otro alimento.

- Patatas y galletas saladas: cualquier cosa frita o con mantequilla tiene grasas trans. Incluso las marcas bajas en grasas pueden seguir teniendo grasas trans.

- Alimentos para desayuno: la mayoría de cereales y barritas energéticas, incluso las que afirman ser sanas, están muy procesados y contienen grasas trans.

- Caramelos y galletas: una barrita de chocolate o una galleta es probable que tenga más grasas trans que los ositos de gominola; por tanto, lea las etiquetas.

- Cubiertas, sabores y salsas: cremas, productos lácteos y cafés con sabores, cubiertas batidas, salsas y mezclas de salsas y aderezos para ensaladas contienen muchas grasas trans.[7]

Res alimentada con maíz

La res alimentada con maíz aumenta significativamente la inflamación, y por eso debería usted buscar designaciones "orgánicas" o "alimentado con pasto" en cortes de filetes, hamburguesas y otras carnes. ¿Qué diferencia hay? El ganado alimentado con pasto tiene aproximadamente de seis a ocho veces menos grasa que el ganado alimentado con grano, al igual que de dos a seis veces más grasas omega-3. Esas grasas omega-3 disminuyen la inflamación, debido a que el pasto que come normalmente el ganado contiene grasas omega-3 que finalmente quedan almacenadas en su carne. La mayoría de ganado actualmente se alimenta con grano, normalmente maíz. Esto aumenta los aceites omega-6, la grasa general y las grasas saturadas. Ambas grasas son inflamatorias, lo cual significa que a la vez que usted disfruta de su hamburguesa o su filete, puede que estén inflamando su cuerpo.

A propósito, las gallinas son alimentadas igual que el ganado. Alimentar a las aves con una dieta basada en el grano hace que las gallinas, al igual que sus huevos, estén cargados de grasas proinflamatorias.

Alimentos ricos en ácido araquidónico

Tanto las grasas saturadas como las grasas omega-6 pueden convertirse en ácido araquidónico. Ya que este ácido es un pilar para las prostaglandinas malas, es sabio limitar el consumo de esta grasa inflamatoria. Alimentos ricos en ácido araquidónico incluyen cortes grasos de carne roja y cerdo, yemas de huevo, productos lácteos con mucha grasa, marisco y vísceras.

El problema surge especialmente en los hombres que consumen una libra o dos de filetes (de medio a un kilo), de tres a cuatro huevos, medio litro de helado, medio kilo de queso, varias cucharadas de mantequilla y un litro de leche entera diariamente. Aunque comer periódicamente raciones pequeñas (de 3 a 6 onzas, o 90 a 100 gr) de carne roja magra y orgánica es aceptable, comer filete o gigantescas hamburguesas cada día es una receta para el desastre inflamatorio. Cuando come grandes cantidades de alimentos ricos en ácido araquidónico, su cuerpo aumenta su producción de enzimas para descomponer el ácido. Esto produce leucotrieno B4 y otros elementos inflamatorios que pueden causar incluso más inflamación crónica.

Azúcares

Todos los azúcares impulsan la inflamación en el cuerpo, y debilitan el sistema inmunológico. Solamente 100 gramos de azúcar (el equivalente a tres refrescos) puede debilitar su sistema inmunológico durante cinco horas hasta un 50 por ciento. Un exceso de ingesta de azúcar crea ácido araquidónico, el cual fomenta que el cáncer se desarrolle y se extienda, fomenta la inflamación en las arterias que conduce a las enfermedades del corazón, y fomenta inflamación en las articulaciones que conduce a la artritis. También acelera el envejecimiento. Mujeres: cuanta más inflamación exista en su cuerpo, más rápidamente envejecerán y más arrugas desarrollarán. Intente tener eso en mente la próxima vez que agarre un refresco, un postre o pan blanco.

Trigo

El exceso en el consumo de trigo es también muy inflamatorio. Hasta hace cincuenta años, el trigo había cambiado solo modestamente con el paso de los siglos desde los tiempos de la Biblia. Sin embargo, las espigas de trigo actuales han sido hibridadas, cruzadas y anticuadas genéticamente por científicos agrícolas a fin de aumentar la producción de la cosecha.[8]

Las espigas de trigo actuales tienen una mayor cantidad de genes por proteínas de gluten que están relacionados con la enfermedad celíaca.[9] El trigo actual contiene una fécula llamada amilopectina A, que eleva los niveles de azúcar en la sangre más que prácticamente cualquier otro carbohidrato.[10]

El cardiólogo William Davis, autor del libro *Wheat Belly* [Abdomen de trigo] les quita a sus pacientes todo el trigo y las féculas de maíz. Muchas estadounidenses tienen lo que el Dr. Davis denomina "abdomen de trigo", y él relaciona eso con un elevado colesterol, elevados triglicéridos, elevado azúcar en la sangre, diabetes y obesidad.

Además, el trigo es un estimulante del apetito, haciendo que usted quiera comer cada vez más comida.[11] También se considera adictivo. Aproximadamente el 30 por ciento de todas las personas que dejan de comer productos de trigo experimentan síntomas de su retirada, como fatiga extrema, confusión mental, irritabilidad, incapacidad para operar en el trabajo y depresión.[12]

Alimentos que controlan la inflamación

Grasas buenas

Al igual que las grasas malas son una fuente de inflamación, las grasas buenas son los mejores extintores de incendios. Las grasas omega-3 del pescado de agua fría, pescado salvaje en lugar del criado en piscifactoría, o suplementos de omega-3 de alta calidad son los mejores aceites antiinflamatorios. Desgraciadamente, la dieta estadounidense estándar es baja en grasas omega-3 y alta en las grasas inflamatorias omega-6. La proporción recomendada de grasas omega-6 con respecto a grasas omega-3 debería ser de cuatro a uno. Sin embargo, la mayoría de los estadounidenses las consumen en una proporción cercana a veinte a uno.

Consejo sobre el pescado

Cuando vaya a comprar para obtener una estupenda fuente de grasas omega-3 para reducir la inflamación, tenga en mente que todo el salmón de Alaska es salvaje, mientras que el salmón del Atlántico normalmente se cría. Solo porque una tienda o un restaurante etiquete su salmón como "salvaje" no significa necesariamente que lo sea. El pescado criado constituye el 90 por ciento de las ventas de salmón de este país, así que haga su tarea para asegurarse de que puede confiar en ciertas marcas, supermercados o establecimientos para comer.[13]

Otra grasa buena que ayuda a disminuir la inflamación es el ácido gama-linolénico, o GLA. Se encuentra en el aceite de borraja, el aceite de semilla de mora y el aceite de onagra; el GLA está clasificado como aceite omega-6 pero se comporta más como un omega-3. Otras grasas buenas incluyen la familia de grasas omega-9; entre ellas están el aceite de oliva, las almendras, los aguacates y las nueces de macadamia. Además, los frutos secos crudos y semillas, como nueces, pacanas y semillas de linaza, son buenas grasas antiinflamatorias.

Aumentar frutas y verduras

Con la excepción de las patatas y el maíz, casi todas las verduras ayudarán en la inflamación. Recomiendo comer muchas verduras distintas con diversidad de colores, y escogerlas orgánicas. Tenga en cuenta que algunas verduras clasificadas como "solanáceas" pueden desencadenar inflamación en algunos individuos, especialmente quienes tienen artritis. Ejemplos de ellas son: tomates, patatas, pimientos y berenjenas. Si después de comer verduras solanáceas experimenta usted dolores en articulaciones, hinchazón o enrojecimiento, picores o mayores síntomas de artritis, probablemente debería limitar o evitar tales verduras. A veces la inflamación por comer esas verduras se produce un día o dos después. Para otros, podría ocurrir unas horas después de su consumo. Si sospecha usted que este tipo de verduras están causando la inflamación, refiérase a www.worldhealth .net para encontrar un médico experimentado en el diagnóstico y tratamiento de sensibilidades alimentarias.

Cuando la actividad pica

Para la mayoría de personas, los síntomas de alergias alimentarias llegan poco después (si no inmediatamente) de consumir un alimento en particular con alergenos. Sin embargo, para un pequeño segmento de la población, tal reacción está condicionada a la actividad física. Quienes tienen alergias alimentarias inducidas por la actividad física solamente la detectan si comen cierto alimento o alimentos y después hacen ejercicio. A medida que la temperatura de su cuerpo aumenta, pueden aparecer síntomas como picor, leve mareo, urticaria, asma o anafilaxis. El remedio es tan fácil como no comer durante al menos dos horas antes de una sesión de actividad física.

Algunas frutas y verduras son particularmente útiles para calmar la inflamación. Cebollas, manzanas, uvas rojas y vino tinto contienen todas ellas quercitina, un potente antioxidante que ayuda a apagar la inflamación. Ajo, jengibre y ramas de romero tienen propiedades antiinflamatorias; también las tiene el curry en polvo, que contiene cúrcuma, una especia muy antiinflamatoria. Además, la piña contiene bromelina, una enzima que disminuye la inflamación. La hierba Boswellia también disminuye la inflamación. (Para obtener información sobre otros alimentos que disminuyen la inflamación, consulte mi libro *Los siete pilares de la salud*).

Un programa sensato como el que yo recomiendo en *La dieta para reducir su cintura rápidamente* tiene éxito porque incluye alimentos antiinflamatorios, incluyendo muchas frutas y verduras. También ayuda a quienes la realizan a practicar control de las raciones y limitar las grasas malas, y fomenta el consumo de grasas sanas. Esencialmente, cuando usted aprende a sustituir las grasas inflamatorias por grasas buenas, a sustituir los carbohidratos refinados de alto glicémico por otros de bajo glicémico y altos en fibra, y a comer carnes magras, orgánicas y de corral en lugar de comer variedades con mucha grasa y alimentadas con grano, disminuye de modo dramático la inflamación. Limitar o evitar azúcar, jugos, refrescos, postres y cafés azucarados también puede ayudar a apagar esos incendios.

LA DIETA ANTIINFLAMATORIA: LLEVAR LA DIETA MEDITERRÁNEA AL SIGUIENTE NIVEL

Por tanto, entonces ¿cómo escapa usted a esta inflamación sistemática que está causando cáncer y tantos problemas de salud? En primer lugar, adopta usted la dieta mediterránea como el fundamento de su plan de comidas diarias.

Entonces, dentro de ese marco, equilibre sus alimentos proinflamatorios y antiinflamatorios, a medida que su cuerpo y sus análisis de PCR indiquen que debería hacerlo. Esto, desde luego, inicialmente es probable que suponga añadir más alimentos antiinflamatorios y evitar durante un tiempo los alimentos proinflamatorios. Yo recomiendo encarecidamente el plan de Monica Reinagel, *The Inflammation-Free Diet Plan* [Plan dietético libre de inflamación], donde ella presenta sus años de investigación para atribuir un índice de no inflamación (NI) a los alimentos que comemos. Este sistema de índices toma en consideración más de veinte factores distintos que contribuyen a la relación que tiene un alimento con la inflamación. Índices positivos son antiinflamatorios, y alimentos que tengan índices negativos promueven la inflamación. Hasta cien en cada escala se considera leve hacia un lado o el otro; más de cien es moderado, y más de quinientos es grave.

Considerando su investigación y añadiendo algo más de mi propia cosecha, he organizado las siguientes dos listas de alimentos para que usted piense en añadir o

eliminar de su dieta tal como lo demande su nivel de
inflamación sistemática.

PRINCIPALES ALIMENTOS ANTIINFLAMATORIOS *(ESCOJA SIEMPRE ORGÁNICOS CUANDO SEA POSIBLE)*	
Fruta	Frambuesa, acerola (de India), cerezas, guayaba, fresa, cantalupo, limón/lima, ruibarbo, naranja japonesa, toronja rosa, mora, arándanos
Verduras	Chiles, cebolla (incluyendo cebolleta y puerro), espinacas (verdes, incluyendo col rizada, berza, nabo y mostaza parda); batata, zanahoria, ajo
Legumbres	Lentejas, judías verdes
Productos de huevo	Huevos líquidos, clara de huevo
Lácteos	Queso cottage (bajo en grasa y desnatado), queso crema desnatado, yogur griego natural bajo en grasa o yogur griego de vainilla (añada fruta fresca si lo desea)
Pescado	Arenque, caballa, salmón (no de criadero; de preferencia de Alaska), trucha arcoíris, sardinas, anchoas
Aves	Ganso, pato, pollo y pavo de corral y orgánico (se prefiere la carne blanca, sin la piel)
Carne	Asada a la cazuela (res), pierna de ternera, redondo (ternera), falda, solomillo (se prefiere de campo, extra magra o magra)
Cereales	Copos de salvado, salvado de avena

Grasas/Aceites	Aceite de cártamo (alto oleico), aceite de avellana, aceite de oliva, aceite de aguacate, aceite de almendra, aceite de grano de albaricoque, aceite de colza, aceite de hígado de bacalao
Frutos secos/ Semillas	Nueces de Brasil, nueces de macadamia, avellanas, pacanas, almendras, nueces Hickory, anacardos (mejor crudos)
Hierbas/ Especias	Ajo, cebolla, cayena, jengibre, cúrcuma, chiles, chile en polvo, curry en polvo
Edulcorantes	Stevia, tagatosa, azúcar de palma
Bebidas	Jugo de tomate, té negro o verde, soda/agua de seltz, té de hierbas, agua de manantial
Féculas	Batatas, patatas nuevas, pan de mijo, arroz integral, pasta de arroz integral y legumbres (consultar arriba las legumbres aprobadas)

ALIMENTOS INFLAMATORIOS A LIMITAR O EVITAR	
Fruta	Mango, plátano, albaricoques, manzanas y dátiles deshidratados, frutas envasadas, uvas pasas
Verduras	Maíz, patatas blancas, patatas fritas
Legumbres	Frijoles cocidos, fabes (hervidas), frijoles enlatados
Productos de huevo	Huevos de pato, huevos de ganso, huevos duros, yema de huevo
Quesos	Queso brick, cheddar, Colby, queso crema (normal y ligero en grasa)
Lácteos	Yogur de sabores o frutas en el fondo, helado, mantequilla
Pescado	Salmón de criadero
Aves	Pavo (carne oscura), gallineta, menudillos de pollo, hígado de pollo

Carne	Beicon, pierna de ternera, chuletas de ternera, vísceras de res, menudos de cerdo, costillas de cordero, pechuga de pavo con piel, alas de pavo con piel, todas las carnes procesadas
Panes	Perritos calientes/hamburguesas, magdalenas, rollitos, bagels, pan francés, magdalenas de arándanos, magdalenas de avena
Cereales	Grape-Nuts, Crispix, Corn Chex, Just Right, Rice Chex, copos de trigo, Rice Krispies, Raisin Bran, tiras de trigo
Pasta/Granos	Arroz blanco, macarrones, pasta normal, todos los productos de maíz excepto el maíz en la mazorca o maíz congelado
Grasas/Aceites	Margarina, aceite de germen de trigo, aceite de girasol, aceite de semilla de amapola, aceite de semilla de uva, aceite de cártamo, aceite de algodón, aceite de grano de palma, aceite de coco, aceite de maíz
Frutos secos/ Semillas	Semillas de amapola, nueces, piñones, pipas de girasol
Edulcorantes	Miel, azúcar moreno, azúcar blanco, jarabe de maíz, azúcar en polvo
Galletas	Todas las galletas, galletas saladas y barquillos de vainilla
Postres	Leche condensada azucarada, pastel de cabello de ángel, pastel de chocolate y vainilla, chips de chocolate, crema batida, helado, aperitivos de fruta deshidratada
Caramelos	Hershey Kisses, Jelly Beans, Twix, Almond Joy, barritas de chocolate con leche, Snickers
Bebidas	Leche, Gatorade, jugo de piña, de naranja, de arándanos, limonada, refrescos, bebidas azucaradas

Estas no son listas completas de ninguna manera; solo son algunos de los "sospechosos" más probables a los que prestar atención o algunos de los alimentos más útiles a incorporar en su dieta. Al leer estas listas, algunos de ellos le resultarán como cosas que a usted le gustan y necesita, pero no consume tanto de ellas en su dieta como probablemente debería. Otros son los alimentos que usted sabe que es momento de cambiar sus hábitos y decirles adiós. Lo que hay que recordar es que usted puede elegir lo que pone en su boca, y ahora que tiene un poco más de conocimiento sobre estos alimentos, puede comenzar a elegir más sabiamente en su dieta con respecto a ellos.

Si usted no tiene problemas de salud u obesidad, evitar los alimentos inflamatorios de las páginas anteriores es una buena pauta general. Debido a que su salud es buena, tiene usted un poco más de libertad que alguien que esté batallando con su salud o con su peso. Puede comer algunos de los alimentos inflamatorios enumerados, pero le recomiendo firmemente que los consuma con moderación.

Si tiene usted problemas de salud u obesidad, entonces además de entender los alimentos antiinflamatorios e inflamatorios de las páginas anteriores, le aconsejo que se ciña a la dieta antiinflamatoria exactamente como se indica a continuación y evite todos los alimentos inflamatorios. Cuando sus problemas de salud se solucionen o cuando sea capaz de mantener un peso sano, puede relajar las siguientes pautas, pero de nuevo aplique la moderación cuando coma alimentos inflamatorios.

DIETA ANTIINFLAMATORIA DEL DR. COLBERT *(ESCOJA SIEMPRE ORGÁNICOS SI ES POSIBLE)*	
Verduras	Al vapor, sofritas o cocinadas a fuego bajo Mejor cocinar con aceite de oliva, aceite de macadamia o aceite de coco Sopas de verduras, no con base de crema, y es mejor hecha en casa; puede añadir algo de carne orgánica Exprima su propio jugo de verduras; evite los jugos comprados, que son altos en sodio
Proteínas animales (carne)	3,5 onzas (100 gr) una o dos veces al día para mujeres; 6 onzas (170 gr) una o dos veces por día para hombres Salmón salvaje, sardinas, anchoas, atún tongol, pavo (sin piel), pollo de corral (sin piel), huevos (también huevos omega-3), bisonte o res extra magra Cuando se hace al grill, cortar la carne en lonchas finas; marinar en vino tinto, jugo de granada, jugo de cereza o salsa curry. Quitar todo lo quemado de la carne Precaución con las yemas de huevo, hasta un máximo de una o dos veces por semana. Puede combinar una yema con dos o tres claras de huevo. Limitar el consumo de res magra y carne roja a una o dos raciones por semana
Fruta	Bayas, manzanas Granny Smith, limón o lima Exprimir las frutas es aceptable, pero evite los jugos comprados, que son altos en azúcar
Frutos secos	Todos los frutos secos y semillas
Ensaladas	Use rociadores de ensalada con 1 caloría por rociado

Lácteos	Consuma con precaución; limítese a cada tres o cuatro días Véanse las bebidas a continuación para tener alternativas a beber leche de vaca Lácteos bajos en grasa sin azúcar, como yogur griego y queso cottage bajo en grasa
Féculas	Batatas, patatas nuevas, arroz integral, pan de mijo, pasta de arroz integral, frijoles, guisantes, legumbres y lentejas Use la moderación al escoger féculas, como mucho solo una ración por comida
Bebidas	Agua alcalina o agua con gas; puede añadir limón o lima Té verde, negro o blando; puede añadir limón o lima Café Leche de coco baja en grasa o leche de almendras en lugar de leche de vaca Sin azúcar; use stevia u otros sustitutos del azúcar mencionados en este libro para endulzar Sin crema; use leche de coco baja en grasa

ALIMENTOS A EVITAR EN LA DIETA ANTIINFLAMATORIA DEL DR. COLBERT

- Evitar todo el gluten (trigo, cebada, avena, espelta); esto incluye todos los productos hechos con estos granos, inclusive pan, pasta, galletas saladas, bagels, pretzels, la mayoría de cereales, etc. Visite www.celiacsociety.com para ver alimentos sin gluten.

- Proteínas animales inflamatorias como marisco, cerdo, cordero, ternera lechal y vísceras

- Azúcar

- Alimentos fritos
- Alimentos procesados
- Alimentos de alto glicémico como arroz blanco, puré de papas instantáneo, etc.

Asegúrese de rotar sus verduras y carnes cada cuatro días. No coma el mismo alimento cada día. Por ejemplo, un día coma pollo, al día siguiente coma pavo, al siguiente coma salmón, y así sucesivamente.

Capítulo 3

SEGUNDO CULPABLE: CARBOHIDRATOS, ESPECIALMENTE EL TRIGO

CARBOHIDRATOS. A LOS norteamericanos les encantan. Y los necesitamos. La verdad es que ciertos carbohidratos son críticos para una buena salud. Cuando se combinan con las raciones correctas de grasas y proteínas, los carbohidratos buenos le dan energía, calman su humor, le mantienen lleno y satisfecho quitando el hambre, y ayudan en la pérdida de peso. También le ayudan a disfrutar de comidas y refrigerios, le permiten manejar mejor el estrés, le permiten dormir más profundamente, mejoran su función intestinal y le dan un sentimiento general de bienestar.

Sin embargo, al igual que con muchas cosas en el terreno del exceso, nos hemos enamorado del tipo de carbohidratos equivocado. Es fácil encontrar carbohidratos malos, ¡los hay en todas partes! Del mismo modo en que los restaurantes han llevado las raciones poco sanas hasta nuevas alturas, los fabricantes han minado el propósito de los alimentos sanos. Los fabricantes han tomado lo mejor de la naturaleza—frutas, verduras, patatas, caña de azúcar, maíz, trigo, arroz y otros granos—y los han procesado y refinado moliéndolos, presionándolos, estrujándolos, cocinándolos y separando los alimentos integrales en partes. Sus procedimientos convierten los alimentos naturales en pesadillas creadas por el hombre. En lugar de fruta, obtenemos jugos procesados y pasteurizados, mermeladas, pasteles y similares. En lugar de caña de azúcar y maíz, terminamos con azúcar blanco y bebidas que contienen sirope de maíz de alta fructosa. En lugar de pan de trigo integral, tenemos pan blanco, galletas saladas, pasta, cereales muy procesados, magdalenas, pretzels o pasteles. Y en lugar de arroz integral o arroz salvaje, obtenemos arroz blanco y pasteles de arroz.

PIERDA EL TRIGO, PIERDA EL PESO

Según el Dr. William Davis, los alimentos hechos con trigo o que contienen trigo son el motivo número uno de que los estadounidenses estén gordos. Él llega hasta el extremo de decir: "El consumo de trigo demasiado entusiasta es la *principal* causa de la crisis de obesidad y diabetes en los Estados Unidos".[1] Por eso él siente que las dietas bajas en carbohidratos están entre las dietas más exitosas. Recorte los carbohidratos, y automáticamente recortará el trigo, porque el trigo domina las dietas de la mayoría de adultos actuales (el estadounidense promedio consume 133 libras, o 60 kilos, de trigo por año[2]); al quitar el trigo se quita también el mayor problema. Según el Dr. Davis:

> Tiene todo el sentido: si elimina alimentos que desencadenan un azúcar en la sangre exagerado y respuestas de la insulina, elimina el ciclo del hambre y de la saciedad momentánea, elimina la fuente dietética de exorfinas adictivas, y está más satisfecho con *menos*. El exceso de peso se disuelve y usted regresa a un peso adecuado

fisiológicamente. Pierde el peculiar y feo aro que rodea su abdomen: despídase con un beso de su trigo abdominal.[3]

MALOS HÁBITOS

Con todos los carbohidratos malos a nuestra disposición, es fácil ver por qué en años recientes los carbohidratos han recibido malas críticas. He conocido a incontables individuos que durante sus citas iniciales conmigo predicaban sobre las desventajas de todos los carbohidratos debido a que eso era lo que habían aprendido de pasadas experiencias con las dietas. Se habían subido al tren de la dieta alta en proteínas y no pretendían bajarse, aunque tales dietas hubiesen dañado su salud. A veces era totalmente divertido el modo tan firme en que descartaban los carbohidratos, como si tocarlos les añadiera instantáneamente un par de kilos. El problema era que no podían mantener por mucho tiempo una perspectiva de no carbohidratos. Por eso estaban en mi consulta, con un peso superior al que tenían al comenzar su dieta.

El Instituto Nacional de la Salud recomienda que del 45 al 65 por ciento de nuestra ingesta diaria de energía provenga de los carbohidratos, con un 25 al 35 por ciento de energía proveniente de grasas y solamente del 15 al 35 por ciento proveniente de proteínas.[4] La Asociación Americana de la Diabetes también recomienda de 45 a 60 gramos de carbohidratos en cada comida, preferiblemente de saludables granos integrales. Para pacientes diabéticos y obesos, yo creo que son demasiados carbohidratos y demasiado grano. Creo que un exceso de carbohidratos y de granos, especialmente productos de trigo y de maíz, son una de las principales razones de nuestra epidemia de obesidad. Yo normalmente recomiendo que aproximadamente el 40 por ciento de las calorías diarias provengan de carbohidratos de bajo glicémico, el 30 por ciento provengan de proteínas magras, y del 25 al 30 por ciento provengan de grasas sanas.

¿Se ha preguntado alguna vez por qué no hay más restaurantes y cadenas de comida rápida que ofrezcan carbohidratos naturales, como avena, frutas, brócoli, espárragos, frijoles, guisantes o legumbres? En primer lugar, porque esos carbohidratos son más saciantes, queriendo decir que los clientes rara vez comen un exceso de ellos y es menos probable que compren otros artículos del menú. En segundo lugar, esos tipos de carbohidratos no tienen una vida tan larga en una estantería, lo cual debería hacer que usted se pregunte qué se pone exactamente a los carbohidratos malos para hacer que perduren durante tanto tiempo.

La tortuga y la liebre

Muchas personas están familiarizadas con la vieja historia sobre la tortuga y la liebre. La liebre se adelanta pero no llega a la línea de meta, mientras que la lenta pero firme tortuga finalmente le rebasa y gana la carrera. Cuando se trata del modo en que su cuerpo procesa los carbohidratos, la carrera que tiene lugar en su interior recuerda a esta fábula clásica. He utilizado estos familiares personajes para identificar dos tipos principales de carbohidratos: "carbohidratos tortuga" y "carbohidratos liebre".

Antes de continuar, debería explicar que no estoy hablando sobre carbohidratos simples contrariamente a carbohidratos complejos, que son las dos categorías comunes de carbohidratos. En cambio, denominaré a los carbohidratos de bajo glicémico los "tortuga" y a los carbohidratos de alto glicémico los "liebre".

Desgraciadamente, la mayoría de los carbohidratos que consumen las personas con sobrepeso y obesas no son del tipo que ayuda en la pérdida de peso. En cambio, son "carbohidratos liebre" de alto glicémico, que hacen que el azúcar en la sangre se eleve rápidamente. Como ya he mencionado anteriormente, esto comienza una cadena de acontecimientos que atrapa a las personas en un modo de almacenamiento de grasa y evita que pierdan peso. El ciclo subyacente de los carbohidratos liebre es bastante obvio: cuanto mayor es la rapidez con que usted absorbe los carbohidratos, más aumenta su nivel de insulina, más sube de peso, y más enfermedades desarrolla.

Bienvenido al lado oscuro de los carbohidratos, en el que los menús de restaurantes, los estantes de las tiendas y las panaderías locales rebosan de carbohidratos muy procesados y de alto glicémico. Este romance con los alimentos procesados, como panes, patatas, fécula de maíz y otros granos, es uno de los principales motivos de que veamos un aumento de la obesidad a un ritmo alarmante. Sin embargo, no tiene por qué ser así. Mejores elecciones de pan alto en fibra "similar a la tortuga" darán sus beneficios.

Regla general: panes

Cuanto más procesado y refinado sea el pan, menos fibra contiene; y finalmente, sacia menos. Busque marcas que contengan al menos 3 gramos de fibra por rebanada. También recomiendo panes de doble fibra y panes de cereales germinados.

Las mejores elecciones de pan son los panes germinados que se encuentran en la mayoría de tiendas de salud. Yo personalmente escojo pan de Ezequiel, que está hecho de brotes de trigo, cebada y otros granos. Contiene menos calorías que el pan blanco, menos de una tercera parte del sodio, aproximadamente la mitad de carbohidratos, la mitad de grasa y más de tres veces la fibra. Pero si usted quiere perder grasa abdominal, tendrá que evitar incluso el pan de Ezequiel y otros panes germinados, ya que contienen la fécula de alto glicémico amilopectina A.

Recuerde: aunque los panes en el supermercado se denominen panes integrales, también pueden contener azúcar y grasas hidrogenadas y ser procesados de tal manera que sigan teniendo índices glicémicos bastante elevados. Por tanto, si mis pacientes diabéticos requieren pan, les recomiendo que coman pequeñas cantidades de pan de mijo en la mañana o en el almuerzo. A mí me parece que saben mejor cuando se tuestan. Puede encontrar pan de mijo en muchas tiendas de dietética o en línea. Sin embargo, si la pérdida de peso se estanca, hago que mis pacientes dejen de comer pan de mijo.

Adictos al azúcar y los carbohidratos

Cuando las personas desean carbohidratos muy procesados, en realidad desean azúcares. Con mayor frecuencia, están enganchados al azúcar. El sistema digestivo enseguida convierte esos carbohidratos muy procesados en azúcar, el cual es rápidamente absorbido en el flujo sanguíneo. Esto, a su vez, sube la insulina, la cual lleva el azúcar a las células y los tejidos. Solamente en unas horas, cuando las células en el hipotálamo sienten una cantidad inadecuada de azúcar, el apetito regresa cuando el cerebro comunica que se necesita una nueva "carga".

Si cree que estoy exagerando un poco con la analogía de la adicción a las drogas, la siguiente es la prueba de que no es así: el azúcar y los carbohidratos muy procesados liberan opiáceos naturales en el cerebro. Su cerebro tiene receptores de opiáceos. La frase "subidón del corredor" obtiene su nombre de la sensación de euforia que se produce cuando la actividad física estimula el cerebro para formar endorfinas. Esos neurotransmisores son parecidos en estructura molecular a la morfina, aunque mucho más suaves. Activan el centro de placer del cerebro.

Al igual que el ejercicio, los azúcares y los carbohidratos muy procesados también pueden desencadenar la liberación de tales endorfinas, y por eso llamamos al resultado "subida de azúcar" o "ráfaga de azúcar". La mayoría de personas inconscientemente estimulan los centros de placer en su cerebro consumiendo azúcar, pan blanco, rosquillas, refrescos o algo similar. Esto es prueba de lo fácil que es llegar a ser adicto al azúcar o los carbohidratos; estamos programados naturalmente de esa manera.

Este efecto opiáceo, y nuestra inclinación natural hacia él, ha sido incluso verificado en los niños. En la Universidad Johns Hopkins, investigadores han estudiado a niños de uno a tres días de edad para observar su respuesta al azúcar. Se situó a esos bebés en una cuna pediátrica durante cinco minutos. Cuando comenzaban a quejarse o a llorar, los investigadores les daban o bien una pequeña cantidad de azúcar disuelto en agua o solamente agua. Descubrieron que los niños que recibían el agua con azúcar dejaban de llorar, mientras que el agua sola no hacía nada para detener el llanto.[5]

Además de activar los receptores de opiáceos, el azúcar y los carbohidratos muy procesados también tienen un efecto calmante fisiológico debido a la liberación de serotonina en el cerebro. Cuando el nivel de serotonina cerebral aumenta después de haber comido dulces o una fécula refinada, de veinte a treinta minutos después usted normalmente experimenta un significativo alivio emocional. Esto también suprime su apetito, mejora su humor, le ayuda a relajarse, le hace dormir mejor y contribuye a un sentimiento general de bienestar. Mientras tanto, su cuerpo está programado para almacenar grasa, a la vez que desea la siguiente ingesta de carbohidratos muy procesados que le hacen sentirse bien.

Carbohidratos tortuga

A lo largo de los años he asistido a algunos seminarios financieros sobre inversiones. En casi cada uno de ellos, el experto financiero utilizaba la analogía de la tortuga y la liebre para mostrar que la inversión a largo plazo siempre gana al final. Aunque algunos inversores consiguen vencer las probabilidades jugando en el mercado para obtener ganancias a corto plazo, sin duda alguna los inversores lentos y constantes, "que están a largo plazo" son quienes terminan con mayores ganancias. Debido a esto, esos instructores apenas pasaban tiempo hablando de las mejores acciones del año siguiente. En cambio, ofrecían muchos consejos sobre cómo encontrar las acciones o fondos de inversión que eran ganadores regulares.

Cuando se trata del éxito en la pérdida de peso, los "carbohidratos tortuga" son como inversiones a largo plazo. Son los carbohidratos que elevan lentamente el azúcar en la sangre y le capacitan para perder peso y prevenir o revertir enfermedades. Hemos empleado la primera parte de este capítulo hablando de los malos efectos de los "carbohidratos liebre". Pasaré el resto del capítulo hablando de carbohidratos naturales y no procesados que pueden mantener su salud.

Para comenzar, los carbohidratos tortuga de bajo glicémico pueden dividirse en los siguientes grupos:

- Verduras
- Frutas
- Féculas, como pan de mijo, pasta de arroz integral, avena, cereales no procesados y batatas, patatas nuevas, arroz integral y arroz salvaje, en pequeñas cantidades
- Productos lácteos, como leche, yogur bajo en grasas y bajo en azúcar, kéfir, mantequilla y queso bajo en grasas
- Legumbres, como frijoles, guisantes, lentejas y cacahuates
- Frutos secos y semillas (crudas)

Aunque la mayoría de estos carbohidratos tortuga son sanos, sigue siendo posible escoger los tipos equivocados de féculas y productos lácteos o comer en exceso fécula de bajo glicémico, como pan de mijo y pasta de arroz integral. Por esta razón, y debido a que hay otras maneras en que los carbohidratos estancan los esfuerzos de pérdida de peso, es importante incorporar los principios de índice glicémico y carga glicémica de los que hablo en algunos de mis otros libros, como *Cómo revertir la diabetes* y *La dieta "Yo sí puedo" de Dr. Colbert.*

¿Es una liebre o una tortuga?

Cuanto mayor sea la rapidez con que su cuerpo digiere un carbohidrato, más rápidamente eleva su azúcar en la sangre; y mayor es el valor de índice glicémico de ese carbohidrato. Esto es lo que hace que un carbohidrato sea liebre en lugar de tortuga. Sin embargo, ¿cómo puede diferenciar exactamente entre ambos? A continuación muestro algunas características que le ayudarán a distinguir entre una tortuga y una liebre.

Contenido en grasa. Con la excepción de semillas, frutos secos y lácteos, la mayoría de carbohidratos tortuga son bajos en grasa. Las grasas no son un mal inherente tal como afirman algunas dietas. De hecho, adecuadas cantidades de grasas en una comida son totalmente esenciales para mantenerle satisfecho por más tiempo y disminuir el ritmo al que se descomponen los carbohidratos y se liberan al flujo sanguíneo; motivo por el cual la mayoría de las dietas bajas en grasas fracasan. Esto no le da licencia para tragarse una bolsa de Doritos u otros carbohidratos muy procesados y altos en grasa solo para mantener el contenido en grasa. Obviamente, usted sabotea sus esfuerzos en la pérdida de peso cuando hace eso.

Contenido en fibra. Generalmente, un contenido en fibra más alto de un alimento ralentiza la absorción del azúcar, haciendo que el carbohidrato sea tortuga.

Forma de fécula. Ciertas féculas, como patatas, pan blanco y arroz blanco contienen amilopectina, que es un complejo carbohidrato que el cuerpo absorbe con rapidez y normalmente eleva el azúcar en la sangre. Sin embargo, los frijoles, guisantes, legumbres y batatas contienen otro carbohidrato complejo llamado amilasa, que se digiere más lentamente y eleva el azúcar en la sangre también de forma más lenta. Sin embargo, es necesaria la precaución con los productos de trigo integral, ya que el 75 por ciento del carbohidrato complejo en el trigo es amilopectina y solamente el 25 por ciento es amilasa. Casi todos los productos de maíz, como la harina de maíz, pasta de maíz y copos de maíz, se digieren con bastante rapidez y, por tanto, se consideran carbohidratos liebre (con un valor de índice glicémico alto). Excepciones son el maíz en la mazorca o el maíz congelado, porque se digiere con más lentitud y eleva de modo gradual el azúcar en la sangre.

El ABC de la amilopectina

En el tracto gastrointestinal humano, tanto la amilopectina como la amilasa son digeridos por la enzima amilasa. La amilopectina es convertida rápidamente en glucosa, mientras que la amilasa es convertida más lentamente en glucosa, con parte de ella que se abre camino hasta el colon sin ser digerida. Por tanto, la amilopectina (que constituye el 75 por ciento del carbohidrato complejo en el trigo) es la principal culpable que está detrás del aumento de azúcar en la sangre causado por el trigo.

Para empeorar aún más las cosas, hay diferentes formas de amilopectina, y el trigo contiene la forma más digerible.

- Las legumbres tienen amilopectina C: la forma menos digerible.

- Bananas y patatas contienen amilopectina B, que es convertida en glucosa más rápidamente que la forma en las legumbres, pero se sigue resistiendo a la digestión hasta cierto grado.

- La amilopectina A, la forma que contienen los productos de trigo, es la forma más digerible de amilopectina, y podría ser considerada como un "supercarbohidrato".[6]

Madurez. Cuanto más madura es la fruta, con más rapidez se absorbe. Un ejemplo de esto es la diferencia entre los plátanos amarillos y los plátanos marrones y con manchas. El segundo eleva el azúcar en la sangre con mucha mayor rapidez que los plátanos amarillos, ya que están más maduros y tienen un mayor contenido en azúcar.

Modo de cocinado. La mayoría de la pasta de arroz integral puede ser un carbohidrato tortuga o un carbohidrato liebre, dependiendo de cómo se cocine. Si la cocina al dente, que significa durante cinco o seis minutos para que siga quedando firme, es normalmente un carbohidrato tortuga y tiene un valor de índice glicémico bajo. Es fácil cocinar en exceso la pasta de arroz, así que manténgase vigilante hasta que le agarre el punto. También, la pasta más gruesa generalmente tiene un valor de índice glicémico más bajo que los tipos de pasta más delgada (cabello de ángel, espaguetis finos, etc.). Repito: no recomiendo ningún producto de pasta de trigo, incluso de trigo integral, ya que tienen una carga glicémica más alta que muchos otros carbohidratos.

Tipo de molido. Un grano finamente molido es un carbohidrato liebre y tiene un valor de índice glicémico mayor que el grano molido escasamente, que tiene un contenido en fibra mayor y, por tanto, es tortuga.

Contenido en proteínas. Cuanto mayor sea el contenido en proteínas de un alimento, más ayuda a prevenir un rápido aumento del azúcar en la sangre y hace que el alimento tengan más probabilidad de tener más bajo glicémico. Así, es un carbohidrato tortuga.

MEJOR CUANTO MENOS AZÚCAR

Ya hemos hablado de los diferentes tipos de carbohidratos; ahora hablemos brevemente del azúcar. Desgraciadamente, las estadísticas muestran que los estadounidenses se han familiarizado demasiado con esta sustancia elemental. ¡El estadounidense promedio consume aproximadamente 156 libras (70 kilos) de azúcar al año![7] Pongamos eso en perspectiva: una sola lata de 12 onzas (35 cl) de refresco carbonatado normalmente contiene de 8 a 10 cucharaditas de azúcar.[8] Si usted bebe refrescos a lo largo del día, puede ver cómo esta ingesta de azúcar añadido se acumula rápidamente. Y es incluso peor para los adolescentes, que consumen un promedio diario de 28 cucharaditas al día, comparado con 21 cucharaditas en los adultos.[9]

Subida de azúcar nacional

A principios de los años ochenta, apenas uno de cada siete estadounidenses era obeso y casi seis millones eran diabéticos. A principios del año 2000, cuando el consumo nacional de azúcar llegó a máximos, uno de cada tres estadounidenses era obeso y catorce millones eran diabéticos.[10]

Casi todo el mundo conoce los alimentos que son altos en azúcar: postres, refrescos, caramelos, galletas, pasteles, tartas, rosquillas y similares. El público en general tiene un poco menos de conocimiento con respecto a los alimentos con fécula que, aunque no se ofrecen como productos altos en azúcar, normalmente tienen altos valores glicémicos. No puedo subrayar exageradamente lo importante que es evitar el azúcar para perder peso y reducir el tamaño de su cintura. Entiendo que esto no es fácil. Como mencioné anteriormente, el azúcar con frecuencia desencadena la liberación de endorfinas, que nos dan una subida de azúcar, y actúan como una droga, conduciendo a desear cada vez más azúcar.

El problema es que comer azúcar programa a nuestro cuerpo para subir de peso, y también nos hace más susceptibles a la resistencia a la insulina, el síndrome metabólico, la diabetes tipo 2 y las enfermedades del corazón. El exceso de azúcar también desencadena reacciones de radicales libres en nuestro cuerpo, conduciendo a enfermedades crónicas, envejecimiento acelerado y formación de placa en nuestras arterias. Especialmente en los diabéticos, el exceso de azúcar puede causar glicación, cuando las moléculas de azúcar reaccionan con moléculas de proteína para causar arrugas en la piel y tejidos dañados. Lo fundamental es que, contrariamente a las imágenes proyectadas en los anuncios televisivos, demasiado azúcar no produce un rostro o un cuerpo hermosos. Coma demasiado, y terminará flácido y arrugado.

UTILIZAR EDULCORANTES SEGUROS

Durante varios años, el truco de la dieta fue (y lo sigue siendo hasta cierto grado) sencillamente sustituir esos azúcares en exceso por edulcorantes artificiales. Hay muchos edulcorantes disponibles, siendo los más conocidos el aspartame y la sucralosa. Yo no recomiendo ninguno de ellos. (Para razones detalladas del porqué ninguno de ellos funciona, consulte *Los siete pilares de la salud*). Hay, sin embargo, tres edulcorantes naturales que son seguros y de bajo glicémico.

Dulce poco natural

Splenda, que se fabrica convirtiendo el azúcar en un clorocarbono, es aproximadamente 600 veces más dulce que el azúcar.[11]

Stevia

Es un edulcorante herbal que no tiene calorías y un valor de índice glicémico de cero. Es mi favorito; yo utilizo la forma líquida en mi café y mi té. En esta forma es muy dulce, aproximadamente 200 veces más dulce que el azúcar. Debido a eso, usted solamente necesita utilizar una diminuta cantidad. Stevia también está disponible en forma granulada. Productos como Truvia contienen stevia granulada en cómodos paquetes de un servicio y pueden encontrarse en la mayoría de supermercados. Si stevia en polvo o líquido es demasiado dulce, sugiero que pruebe la forma granulada, que tiene una consistencia y un dulzor más parecidos al azúcar.

Néctar de agave y jarabe de maíz de alta fructosa

A pesar de lo que puede que haya escuchado, el néctar de agave no está hecho de la savia de la planta de agave sino de la fécula del bulbo raíz del agave. La raíz de agave contiene fécula, similar a la que se encuentra en el maíz o el arroz, y un carbohidrato complejo llamado inulina, que está compuesto de fructosa.

De modo parecido a como la fécula de maíz se convierte jarabe de maíz de alta fructosa (HFCS), la fécula de agave pasa por un proceso químico que convierte la fécula en un jarabe rico en fructosa, en cualquier punto desde el 70 por ciento de fructosa y más elevado, según varias páginas web de néctar de agave.

Eso significa que la fructosa refinada en el néctar de agave está incluso más concentrada que la fructosa en el HFCS. Como comparación, el HFCS que se utiliza en refrescos es en un 55 por ciento fructosa refinada.[12] Por esa razón yo no recomiendo utilizar agave como una alternativa al azúcar, el jarabe u otros edulcorantes.

Xilitol

Un alcohol del azúcar, el xilitol también tiene un valor de índice glicémico muy bajo. También mata las bacterias y previene las caries dentales. Yo he utilizado xilitol en gotas para tratar a pacientes con infecciones en el seno nasal. Sabe como el azúcar, no queda ningún sabor después, y es un buen sustituto del azúcar para cocinar u hornear. Sin embargo, debido a que es un alcohol del azúcar, algunos individuos pueden experimentar hinchazón, gases, diarrea y otros problemas gastrointestinales cuando utilizan xilitol en cantidades mayores. Debido a que es un edulcorante natural y nuestro cuerpo sí lo produce, sigo recomendando utilizarlo, pero inicialmente en dosis muy bajas para evitar cualquier problema gastrointestinal. También, la mayoría del xilitol proviene de mazorcas de maíz en China. Si es alérgico al maíz, evite el xilitol.

Achicoria

La achicoria es un edulcorante natural que normalmente contiene raíz de achicoria, que es un alimento prebiótico que puede ayudar a mejorar su función gastrointestinal proporcionando alimento para las bacterias beneficiosas del tracto gastrointestinal. Además de sostener sus esfuerzos en la pérdida de peso, la achicoria no fomenta las caries. Está disponible en tiendas al por menor como Whole Foods y muchas tiendas de alimentos sanos. Me parece una alternativa maravillosa y natural al azúcar y los dañinos edulcorantes artificiales, sin el intenso sabor dulce de después que hace que algunas personas no utilicen stevia (véase el Apéndice B).

Tagatosa

La tagatosa es un edulcorante natural o monosacárido que está presente solo en pequeñas cantidades en productos lácteos, frutas y cacao. Tiene una textura muy similar a la del azúcar blanco de mesa (sucrosa) y es comparable en dulzura. La tagatosa, sin embargo, contiene solo el 38 por ciento de las calorías del azúcar de mesa y tiene un efecto mínimo en la glucosa en la sangre y los niveles de insulina. El azúcar de mesa tiene un índice glicémico de 68, la fructosa tiene un índice glicémico de 24, pero la tagatosa tiene un índice glicémico muy bajo: 3. La tagatosa no hace subir el azúcar en la sangre o los niveles de insulina, y realmente disminuye la glucosa en sangre en el hígado. Estudios clínicos han descubierto que la tagatosa disminuye de modo significativo los niveles de glucosa entre individuos sanos e individuos que son prediabéticos, la mayoría diabéticos tipo 2, e incluso en muchos diabéticos tipo 1. Sin embargo, los médicos deberían seguir supervisando el azúcar en la sangre de sus pacientes diabéticos cuando comiencen a usar tagatosa.[13] (Véase el Apéndice B).

Azúcar de coco

El azúcar de coco, o azúcar de palma de coco, es un azúcar que se produce de la savia de los capullos de la flor de la palma de coco. El azúcar de coco se ha utilizado durante miles de años como edulcorante en el sureste y el sur de Asia. El azúcar de coco sabe parecido al azúcar moreno pero tiene un ligero sabor a caramelo. Consiste principalmente en sucrosa y cantidades más pequeñas de glucosa y fructosa. El azúcar de coco tiene un índice glicémico de 35, lo cual significa que es de bajo glicémico. Como dije anteriormente, el azúcar de mesa tiene un índice glicémico de 68, y la fructosa tiene un índice glicémico de 24.

El azúcar de coco contiene vitaminas, incluyendo vitamina B_{12}, B_2, B_3 y B_6, y una buena fuente de minerales, incluyendo potasio, magnesio, zinc y hierro. También contiene dieciséis aminoácidos, incluyendo L-glutamina, que es el aminoácido más abundante en el azúcar de coco.

El azúcar de coco se está haciendo más popular entre los entusiastas de la comida sana y los diabéticos. El bajo índice glicémico puede significar que el azúcar de coco es más seguro para los diabéticos, pero aun así deben seguir supervisando su azúcar en la sangre. Yo creo que el azúcar de coco es una mejor opción que el azúcar blanco de mesa; sin embargo, hay que utilizar cantidades muy pequeñas (véase el Apéndice B).

Capítulo 4

SU CONTORNO DE CINTURA
ES SU SALVAVIDAS

¿**S**E HA SUBIDO alguna vez en la montaña rusa Kingda Ka en el parque Six Flags en Nueva Jersey? A 456 pies de altura, es más alta que la Estatua de la Libertad. Con un descenso de 418 pies y alcanzando velocidades de 128 millas (200 km) por hora, la montaña rusa más rápida del país promete a quienes se suben a ella una emoción asombrosa. Justamente después está Top Thrill Dragster, en el norte de Ohio, que sube hasta 420 pies y avanza a 120 millas (193 km) por hora. Este viaje tiene un primo: el Millennium Force, que desciende 300 pies de sus 310 pies de altura y corre a 93 millas (150 km) por hora. Magic Mountain de Six Flags en Valencia, California, alcanza las 100 millas (161 km) por hora y desciende 328 pies.[1]

La dieta puede compararse a un viaje en una montaña rusa, con una característica adicional: en lugar de terminar en un par de minutos, nunca da tregua y hace que la vida sea miserable cuando le hace subir de nuevo la montaña llena de peso. Después de un tiempo se hace difícil encontrar otra razón para continuar. En casi tres décadas de práctica de la medicina, he conocido a incontables números de personas con sobrepeso que anteriormente siguieron dietas y que estaban atascadas en

61

actitudes mentales derrotistas hacia la pérdida de peso. Su perspectiva saboteaba cualquier esperanza de perder peso.

¿Ha estado usted batallando con un problema de peso toda su vida? Nadie tiene que decirle que muchos casos de enfermedades están directamente relacionados con la obesidad. Decida en este momento que, con la ayuda de Dios, llegará usted a su peso ideal y se quedará en él. Quizá haya tenido sobrepeso por tanto tiempo que haya tirado la toalla. En el fondo de su mente puede que piense: "Es imposible para mí perder peso".

Lo cierto es que su modo de pensar es también su mayor obstáculo para perder peso. Si quiere perder peso pero ha estado atascado en una montaña rusa de dietas, es probable que pueda enumerar 101 razones para *no* hacer dieta. ¿Quién quiere embarcarse en un aburrido, rígido e insípido régimen alimentario? Al mismo tiempo, sin embargo, ninguno de nosotros quiere tener sobrepeso ni ser obeso. La mayoría de las personas quieren verse bien, sentirse bien y vivir una vida larga y sana.

Es su vida

Eche un vistazo a las diez principales excusas para no hacer dieta que se enumeran a continuación. ¿Ve el potencial para una espiral descendente cuando usted se queda atascado en este tipo de pensamientos? Es una trampa que se impulsa a sí misma. La mayoría de quienes hacen dietas se convierten en creadores de excusas virtuales, culpando de sus fracasos primero a sus circunstancias y después a ellos mismos. La mayoría llega a un punto en el que tira la toalla o visita a un doctor como último recurso.

Diez principales excusas para no hacer dieta

1. "No puedo resistirme a mis alimentos favoritos".

2. "Mi vida social es demasiado agitada".

3. "No tengo tiempo para perder peso o planear comidas".

4. "Mi familia y mis amigos no me apoyarán".

5. "No tengo a nadie a quien rendir cuentas".

6. "Es demasiado confuso encontrar qué dieta funciona para mí".

7. "Viajo demasiado".

8. "Hacer dieta es demasiado restrictivo".

9. "Es demasiado caro hacer dieta".

10. "Soy demasiado impaciente para hacer dieta".[2]

El problema común que veo que se repite entre quienes hacen dietas es que se enfocan en su peso en lugar de enfocarse en los sencillos cambios de estilo de vida y de dieta que necesitan realizar. Entonces, cuando su peso no cambia, se desalientan y a menudo dejan el programa por completo. O está también el otro extremo, en el que las personas llegan a su meta de peso y abandonan toda la razón, regresando enseguida a viejos patrones alimentarios: ¡los mismos que les llevaron a hacer la dieta en un principio!

¿Por qué quiere perder peso?

Es estupendo fijar su mente en algo y aceptar responsabilidad de sus actos, ya sea mirando al pasado o hacia el futuro. Sin embargo, tal cambio radical de perspectiva puede convertirse fácilmente en otro discurso mental que finalmente decae. Lo que debe acompañar a este cambio de idea es una razón subyacente, una razón que salga directamente del corazón. Para cambiar a un estilo de vida que dice "Yo sí puedo", usted necesita algo que le impulse desde lo profundo de su ser.

A lo largo de los años he observado que si su motivo para perder peso es por otra persona que no sea usted mismo, las probabilidades de fracaso son grandes. Debería hacerlo *por usted mismo*, para estar sano, y no para agradar a otra persona. Desgraciadamente, muchas mujeres son tentadas a perder peso a causa de su esposo o su novio. Inevitablemente, son las mujeres que se encuentran de nuevo en el ciclo de culpabilidad-vergüenza-culpabilidad, en particular si esa otra persona se aparta de su vida. No me gusta parecer cínico, pero he visto a demasiadas mujeres hacer esto y gradualmente volver a recuperar su peso.

Muchas personas obesas son igual. Han oído a otras personas decir muchas razones por las que deberían perder peso, pero sin embargo carecen del impulso personal para el *porqué* deberían hacerlo. Si tiene usted sobrepeso y nunca ha identificado esta razón, le insto a que haga lo que les sugiero a mis pacientes obesos: desvístase delante de un espejo de cuerpo entero en su casa; después analícese por completo y hágase la pregunta: ¿Cuáles son las principales cosas que me importan o me molestan en cuanto a tener sobrepeso u obesidad? Es…

- ¿el tamaño de sus caderas, muslos, cintura o trasero?
- ¿el modo en que le queda la ropa?
- ¿el modo en que las personas le tratan o le maltratan?

- ¿los comentarios embarazosos que otros hacen sobre usted?
- ¿el rechazo de familiares, amigos o compañeros de trabajo?
- ¿ser pasado por alto para los ascensos debido a su peso?
- ¿porque su salud se está viendo afectada por su peso?
- ¿porque tiene diabetes tipo 2 y no quiere desarrollar las complicaciones de la diabetes?

Algunas personas pueden responder estas preguntas con más facilidad escribiendo sus pensamientos en un diario. Si ese es el caso, siéntese y tome tiempo para hacerlo. Este es un ejercicio importante. Si es usted totalmente sincero, las respuestas pueden cambiar su vida. Cuando se enfrente al porqué usted, y solamente usted, quiere perder peso y haya decidido hacerlo, estará preparado para asumir la responsabilidad de controlar su peso. La mayoría de individuos que han perdido peso y no han vuelto a engordar han hecho precisamente eso. Tomar esta decisión les capacitó para perder peso desarrollando hábitos nuevos y sanos. Puede que usted tenga razones únicas que solamente llegan al mirarse al espejo, pero lo importante es que llegue a un nuevo lugar de esperanza, determinación y propósito.

Afrontar las preguntas difíciles

¿Mejorará su matrimonio la pérdida de peso? Uno pensaría que la respuesta obvia es sí; sin embargo, después de tratar a muchas parejas con sobrepeso, con frecuencia he descubierto que eso no es necesariamente cierto. Cuando un cónyuge pierde peso y el otro no, muchas veces el cónyuge que ha perdido peso obtiene más atención de las personas del sexo contrario en el trabajo, cuando va a comprar o cuando hace recados. Algunos hombres y mujeres nunca han obtenido ese tipo de atención, y es halagador y atractivo. ¿Están preparados usted y su cónyuge para posibles sentimientos de celos, intimidación y adulación? En el extremo opuesto, algunas personas subconscientemente han aumentado de peso para protegerse del dolor de ser rechazado o de tener que experimentar otra relación dolorosa o ruptura. ¿Ha pensado bien cómo esos problemas afectan a su salud actual y futura?

También, ¿estará preparado para renovar su armario en unos pocos meses? Aunque la idea misma de ir de compras emociona a muchas mujeres, algunos hombres se ponen físicamente enfermos al pensar en comprar nueva ropa cara. Además, ¿está preparado para la posibilidad de un ascenso o descenso de categoría en el trabajo? Sí, una imagen más delgada puede que sea lo único que usted necesita para ese ascenso; o puede provocar celos por parte de su jefe, quien reacciona trasladándole a otro departamento. Entienda que, al perder peso, las personas le verán de modo diferente y le tratarán de modo diferente.

Mi intención al hacer estas preguntas no es plantar temor o preocupación en su mente, sino ayudarle a reconocer que las cosas cambiarán cuando usted pierda peso; con frecuencia de modo drástico. Quiero que esté preparado para manejar esos cambios. Algunos pacientes que pierden grandes cantidades de peso finalmente necesitan ayuda psicológica. Para mí, esa es una maravillosa señal de que están aceptando los drásticos cambios y permitiendo que otros les ayuden a superarlos. Si usted siente que necesita tal consejo, no dude en buscarlo, quizá incluso antes de empezar a perder peso. Lo importante es que se plantee esas preguntas ahora para que no sabotee su pérdida de peso más adelante con pensamientos equivocados.

También, examine la cuestión del momento adecuado, que con frecuencia se pasa por alto cuando las personas deciden embarcarse en un viaje transformador. Anteriormente enumeré diez excusas comunes para no hacer dieta, pero lo cierto es que usted solamente necesita una. Es importante que se asegure de que el momento sea adecuado para usted y que haya considerado el costo antes de comenzar. A continuación hay una afirmación que puede que le sorprenda: si está usted en medio de un importante período estresante en su vida, como un divorcio, una enfermedad que amenaza la vida, un grave accidente, una demanda, una auditoría de hacienda, una mudanza, un cambio de trabajo o algún otro acontecimiento importante en la vida, *es momento de comenzar.*

Antes de que usted cuestione mi cordura, escúcheme. Soy consciente de que la mayoría de libros de dietas le dirían que se olvide de la dieta hasta que pase el estrés importante; sin embargo, en medio del caos es cuando usted quiere encontrar un estilo de vida que pueda aportar cordura, paz, seguridad y esperanza. A lo largo de los años he descubierto que cuando se practican regularmente sencillos principios dietéticos y de estilo de vida, le ayudan a manejar el estrés y prevenir comer por estrés.

Mentalidad de aumento de peso

Anteriormente afirmé que su mayor obstáculo para perder peso es su pensamiento. La mayoría de mis pacientes con sobrepeso y obesidad están atascados en lo que yo denomino mentalidad de aumento de peso. Ellos tienen de modo inconsciente su canal mental sintonizado en eso y, como resultado, continúan atrayendo más peso hacia ellos mismos. Yo les digo a los pacientes que tratan este problema que su piloto automático está fijo en la subida de peso. Puede que usted también haya visto suceder lo mismo en su propia vida. Es vital recordar que el éxito definitivo de cualquier programa de pérdida de peso no depende de lo mucho que coma usted, sino de lo que piensa y cree.

La Biblia repetidamente hace mención a esto, con frecuencia como la ley de la siembra y la cosecha. Gálatas 6:7 declara: "pues todo lo que el hombre sembrare, eso también segará". En otras palabras, si un agricultor planta trigo, obtendrá una cosecha de trigo; si planta maíz, obtendrá una cosecha de maíz. Además, Proverbios 23:7 dice de una persona que "cual es su pensamiento en su corazón, tal es él". Sencillamente significa que cualquier cosa en lo que usted piense más, finalmente llegará a serlo. De modo similar, Jesús dice en Marcos 11:24: "Por tanto, os digo que todo lo que pidiereis orando, creed que lo recibiréis, y os vendrá".

Ya que es importante que usted crea que puede lograr perder peso, es vital declarar afirmaciones de su peso deseado, tamaño de pantalones o talla de vestido a lo largo del día. Incluso si usted pesa 250 libras (113 kilos), puede declarar en voz alta que se ve pesando 140 libras (63 kilos) y con una talla 8 de ropa, o cualquier talla de pantalón o de vestido que usted desee. Hebreos 11:1 define la fe como "la certeza de lo que se espera, la convicción de lo que no se ve". Romanos 4:17 habla de llamar a las cosas que no son como si fuesen. Por tanto, si usted espera pesar 140 libras o ponerse una talla 8 de pantalones, comience a visualizarse con ese peso y decláñelo en voz alta varias veces al día.

No diga: "Tengo que perder 100 libras (45 kilos)", o probablemente siempre tendrá ese peso que perder. De igual manera, no tenga el hábito de decir: "Estoy planeando perder 50 libras (20 kilos)", o siempre estará *planeando* hacer eso. Sencillamente vea un cuadro de usted mismo con su peso deseado y diga en voz alta su peso deseado: "Me veo a mí mismo pesando _____" o "Peso _____" (rellene el espacio). Haga esa afirmación a lo largo del día, y a medida que siga con su programa de pérdida de peso, naturalmente será atraído hacia ese peso, talla o imagen deseados.

Yo he visto hacer esto a pacientes que batallaban con el peso durante años, ¡y cambiaron y me dijeron que perder peso se convirtió en una de las cosas más fáciles que habían hecho nunca! Creo que usted estará haciendo esa misma afirmación cuando llegue a su peso ideal. No es tan difícil. Comience tomando la decisión de perder peso por usted mismo y no por ninguna otra persona, y entienda que es usted el único responsable de tener sobrepeso.

¡QUEME ESA GRASA ABDOMINAL!

Uno de los principales objetivos para revertir su riesgo de padecer muchas enfermedades es reducir la medida de su contorno de cintura. De hecho, disminuir el contorno de la cintura supone más que la pérdida de peso. Como ya he explicado, la región abdominal se convierte en un almacén de grasa tóxica. Para una salud óptima, un hombre debería esforzarse para que la medida del contorno de su cintura sea menor de 40 pulgadas (101 cm), mientras que una mujer debería tener como objetivo al inicio que sea menos de 35 pulgadas (88 cm).

Junto con una dieta concreta y programas de ejercicio, es importante tomar ciertos suplementos nutricionales. Los suplementos con frecuencia pueden dirigirse a áreas a las que las comidas o el ejercicio no pueden. Suplementos importantes para el metabolismo de los carbohidratos incluyen canela, cromo, ácido lipoico, vitaminas B y grasas omega-3. Ya que el proceso de refinado de la mayoría de panes blancos, arroz blanco y otros alimentos refinados significa que han perdido la mayor parte de su fibra y su contenido en nutrientes, esos alimentos carecen de los valiosos elementos para el metabolismo de los carbohidratos. Comer esos alimentos pobres en nutrientes durante mucho tiempo puede conducir al final a deficiencias de nutrientes. Por eso los suplementos mencionados anteriormente, además de un buen complejo vitamínico, son todos ellos importantes.

VENCER LA EPIDEMIA

Los alimentos procesados están causando estragos en los Estados Unidos, cuyos residentes se han vuelto adictos a los azúcares y los carbohidratos muy refinados. Cualquier profesional de la salud, nutriólogo o dietista puede trazar una línea recta entre esos hábitos y la epidemia de obesidad. A pesar de los altos niveles de educación y un acceso cada vez mayor a la información mediante teléfonos inteligentes, la Internet y otras herramientas electrónicas, la persona promedio está perdida en el laberinto de información. Caminando pesadamente, atascados en hábitos familiares y culturales permanentes, hombres y mujeres igualmente pueden quedarse fácilmente atascados en un estilo de vida de comer alimentos con nutrición cero. Después de leer esto, espero que pueda usted ver la relación existente entre todos estos elementos y el aumento de la obesidad, que ha alcanzado niveles epidémicos.

Corregir el problema comienza con su dieta. Alimentos diarios como panes blancos de trigo, galletas saladas, rosquillas, pretzels patatas fritas, pasta, arroz blanco, patatas, fécula de maíz, avena instantánea, la mayoría de cereales y refrescos no son solamente parte de la dieta estadounidense promedio, sino que también son algunos de los principales culpables que hay detrás de desarrollar resistencia a la insulina. Grasas trans, excesivas grasas saturadas y excesivas grasas omega-6 también contribuyen a la resistencia a la insulina y son igualmente comunes en aderezos para ensaladas, alimentos fritos, la mayoría de lácteos, carnes procesadas, cortes grasos de carnes y salchichas. Dondequiera que mire en EE. UU., hay porciones grandes. Usted se merece hoy un respiro de todo ese conjunto de sustancias dañinas y poco saludables. Apruebe el examen de la buena salud prestando más atención al contenido en grasa, azúcar y sodio de su dieta. Marcará una diferencia: al igual que las consecuencias de comer mal se acumulan con el tiempo, comer de manera sabia producirá beneficios a largo plazo. ¡Tan solo sea paciente!

La segunda razón principal de la epidemia de obesidad de nuestro país es nuestra falta de actividad física. Nos hemos vuelto una sociedad de personas sedentarias. Con la edad y la inactividad, estamos perdiendo valiosa masa muscular. Y debido a nuestra inactividad, estamos desarrollando un tercer problema: grasa abdominal tóxica, la cual aumenta nuestro riesgo de padecer muchas enfermedades.

Estos tres elementos—malas elecciones dietéticas,

incluyendo tamaños grandes de ración, falta de ejercicio y mayor grasa abdominal—constituyen el círculo vicioso que ha encerrado a millones de estadounidenses en la subida de peso y un mayor riesgo de sufrir enfermedades. Muchas personas han tirado la toalla y están regresando a las dietas de moda, medicamentos e incluso cirugía para ponerse una banda gástrica y otros métodos para ayudarles a perder peso. ¡No tiene usted que hacer eso! Esas alternativas no solo son caras (particularmente la cirugía), sino que también pueden plantear riesgos para la salud. Simplemente realizando algunos cambios en su estilo de vida, con el tiempo puede usted abrir la puerta a la pérdida de peso.

Su contorno de cintura es su salvavidas

Ya lo he dicho antes, pero vale la pena repetirlo: la medida de su contorno de cintura es más importante que su peso. Al igual que necesita cambiar su manera de ver la pérdida de peso, necesita también una manera distinta de ver la nutrición. Pida a Dios que le ayude a lograr esta perspectiva. Se sorprenderá del modo en que su modo de pensar sobre la comida va cambiando gradualmente. Aunque sí quiero que usted se pese regularmente, también quiero que comience a ver el contorno de su cintura como un indicador clave del manejo del peso. Por eso la dieta que proporciono en este libro se denomina dieta para reducir su cintura rápidamente.

Comencemos repasando cómo medir su cintura. A lo largo de los años, he descubierto que muchos hombres no miden su cintura correctamente. Puede que tengan una cintura de 52 pulgadas (132 cm), pero no se dan cuenta porque siguen encajando en sus viejos pantalones de 32 pulgadas (80 cm) de cintura. Eso es posible solamente porque su inmenso abdomen cuelga por encima del cinturón, a la vez que el uso prolongado ha estirado el cuero más de los límites normales. Sin embargo, insisten en que tienen una cintura de 32 pulgadas.

IMC, tamaño de cintura y diabetes tipo 2

Varias organizaciones de salud, incluyendo el Centro para el Control y la Prevención de la Enfermedad (CDC) y el Instituto nacional de salud (NHI), oficialmente definen los términos *sobrepeso* y *obesidad* utilizando el índice de masa corporal (IMC), que determina el peso de la persona en relación con su altura. La mayoría de estas organizaciones definen un adulto con sobrepeso como alguien que tiene un IMC entre 25 y 29,9, mientras que un adulto obeso es cualquiera con un IMC de 30 o superior.[3] Si quiere ver una tabla para ayudarle a determinar su IMC, refiérase a mi libro *Los siete pilares de la salud*. O realice una búsqueda en línea de "IMC" para encontrar herramientas que puedan ayudarle a calcular el suyo.

Sin embargo, una estadística aún más importante es el tamaño de cintura. Cuanto mayor sea su cintura, mayores son sus probabilidades de tener diabetes tipo 2. Para los hombres, el tamaño de cintura es un indicador aún mejor de diabetes que el IMC. Un estudio de trece años a más de veintisiete mil hombres descubrió que:

- Un tamaño de cintura de 34 a 36 pulgadas (86 a 91 cm) duplicaba el riesgo de diabetes.

- Un tamaño de cintura de 36 a 38 (91 a 96 cm) casi triplicaba el riesgo.

- Un tamaño de cintura de 38 a 40 (96 a 101 cm) estaba relacionado con cinco veces el riesgo.

- Un tamaño de cintura de 40 a 62 (101 a 157 cm) estaba relacionado con doce veces el riesgo.[4]

Además, en años recientes, los pantalones con cintura baja se han vuelto populares en el estilo de vestir de muchas mujeres. Como resultado, he visto también cada vez más mujeres tomar medidas demasiado bajas de su cintura.

Debería medir el contorno de su cintura alrededor de su ombligo (y alrededor de sus curvas de la felicidad si las tiene). Cuando les mostré el lugar adecuado donde medirlo, he tenido pacientes que quedaron sorprendidos por la realidad de su verdadero contorno de cintura. Mientras asumen la realidad, les ayudo a desarrollar el siguiente plan para alcanzar su objetivo de contorno de cintura.

En primer lugar, establezca una meta de medida de cintura. Inicialmente, la meta de medida de cintura para un hombre es de 40 pulgadas (101 cm) o menos. Para una mujer, la meta es de 35 pulgadas (88 cm) o menos.

En segundo lugar, mida su altura en pulgadas y divídala por dos. Finalmente, su contorno de cintura debería ser igual a este número o menos. En otras palabras, su cintura debería medir la mitad de su altura o menos. Por ejemplo, un hombre de 5 pies y 10 pulgadas tiene una altura de 70 pulgadas, de modo que su cintura alrededor del ombligo y las curvas de la felicidad debería ser de 35 pulgadas (88 cm) o menos.

Observe que este es el *segundo* paso. Necesita disminuir su cintura hasta 40 pulgadas (101 cm) o menos (para hombres) o 35 pulgadas (88 cm) o menos (para mujeres) antes de preocuparse de llevarlo hasta la mitad de su altura. Aun así, puedo prometerle que con cada centímetro que pierde de cintura, se sorprenderá por el correspondiente descenso del azúcar en su sangre.

Me doy cuenta de que está usted digiriendo una

considerable cantidad de información en este libro (el juego de palabras es intencionado). Sin embargo, siéntese y haga las cosas paso a paso a medida que formule sus propios planes para perder peso y perder grasa abdominal. El viaje puede parecer todo cuesta arriba al principio, pero relájese. Con el tiempo estará corriendo cuesta abajo con la brisa soplando en su rostro y la frustración de las dietas yoyó que se quedó en la línea de salida.

Capítulo 5

OLVÍDESE DE LA CIFRA EN LA BÁSCULA

TIM RECORDABA ENCAJAR en su traje favorito: el azul oscuro que su esposa le había comprado en su viaje de aniversario a París. Era el mismo que ella le pedía que se pusiera cuando asistían a un banquete especial o cena. Un hombre musculoso por naturaleza por haber practicado deportes durante sus años de juventud, a Tim siempre le había resultado difícil encontrar un traje que le quedase bien. Sin embargo, ese sí. Tenía que admitir que impulsaba su confianza cada vez que se lo ponía.

Sin embargo, ya no era así. Ahora, con más de cuarenta años, Tim no se ha puesto ese traje al menos durante ocho años. A medida que su estómago se fue extendiendo, su físico delgado y atlético se desvaneció en los anales de la historia. Él había perdido la mayor parte de su confianza, tal como pude ver fácilmente cuando entró en mi consulta transportando 275 libras (124 kilos) en una altura de 5 pies y 8 pulgadas (1,70 metros). Tim había sufrido un ataque al corazón el año anterior y tenía dos stents de arteria coronaria. Tenía alta presión sanguínea y excesivo colesterol en su sangre, lo cual le había obligado a tomar numerosos medicamentos. No se necesitaba un médico para ver que él era el cuadro de una mala salud.

Yo le dije a Tim que si quería disminuir sus probabilidades de morir tempranamente de otro ataque al corazón, tenía que perder peso, especialmente en la zona abdominal. Su contorno obeso, en forma de manzana, dejaba ver una abultada panza llena de grasa tóxica. Debido a ello, estaba en riesgo de continuas enfermedades del corazón, hipertensión, diabetes tipo 2, síndrome metabólico y muchas otras enfermedades. Afortunadamente, mis advertencias les motivaron a él y a su esposa, y ambos hicieron el compromiso de perder peso. Aún así, Tim admitió delante de mí que necesitaba una meta, algo con lo cual pudiese desafiarse a sí mismo y esforzarse por alcanzar. También necesitaba una nueva visión, una creencia en que podría llegar a estar tan delgado como el atleta que anteriormente corría por el campo hacia la victoria.

Cirugía de banda gástrica

Al establecer sus metas de pérdida de peso, podría estar pensando en la cirugía bariátrica (bypass gástrico, banda gástrica) como solución para perder peso. Cuando una persona escoge este tipo de cirugía, se sitúa una banda de silicona alrededor de la parte superior del estómago de modo que solamente pueda albergar aproximadamente unos treinta gramos de comida. Como resultado, la persona se siente llena con más rapidez y come menos. La banda puede estar fuerte o floja, dependiendo de las necesidades del individuo. La mayoría de personas pierden aproximadamente el 40 por ciento de su exceso de peso con la banda gástrica; por tanto, creo que puede ser una solución viable. Sin embargo, no es la solución total. Tomar decisiones saludables diariamente es la única manera de mantener la pérdida de peso, incluso cuando se logra con la ayuda de la cirugía.

Si usted opta por la banda gástrica, recuerde que debe cambiar sus hábitos alimentarios para no volver a subir de peso.

Visualizar un nuevo yo

Lo mismo es cierto para cualquier persona que espera tener éxito en la pérdida de peso. En el último capítulo mencioné desarrollar la creencia en que usted puede lograr esta meta. Como parte de asegurarse a usted mismo en este nuevo lugar, intente realizar un sencillo ejercicio mental que implica la visualización. Imagínese usted mismo con un peso sano. Lo que usted visualiza regularmente y confiesa, finalmente llegará a serlo.

Cierre sus ojos, e imagínese usted mismo caminando con el cuerpo que Dios quiso que tuviera: un cuerpo sano. Ya no tiene que comprar en tiendas de tallas grandes; se mueve fácilmente y con confianza, y ya no va resoplando cuando sube escaleras; se pondrá un traje de baño con confianza y comodidad. ¿Está captando la visión? Es totalmente esencial que se vea usted mismo llegando a ese peso sano.

Mientras se visualiza con cierta cantidad de peso o llevando cierta talla, volverá a programar su piloto automático mental y comenzará a perder peso. No diga: "Perderé 30 o 40 libras por la fe", o siempre tendrá 30 o 40 libras que perder.

Para impulsar sus esfuerzos, encuentre una fotografía de usted mismo con un peso sano o deseado y póngala en diferentes zonas de su casa, como en el espejo de su cuarto de baño, en el refrigerador o como fondo de pantalla en su computadora en casa y en su oficina. Algunas personas incluso pegan una copia de la fotografía en el volante de su auto. Independientemente de cuántos sean los lugares en la casa donde quiera poner su fotografía con un peso sano o deseado, es importante que la ponga también en un diario de comidas. A medida que lleve con usted su diario de comidas a lo largo del día y vea la fotografía, visualícese volviendo a tener ese peso ideal. La confesión también ayuda; cada día confiese que, por la fe, pesa usted su peso deseado.

ESTABLECER METAS ALCANZABLES

El éxito supone algo más que proclamaciones verbales o deseos, sin embargo.

Cuando esté a punto de embarcarse en un importante cambio de estilo de vida para perder una cantidad importante de peso, también es crucial establecer metas alcanzables. He visto a incontables personas lanzarse a una dieta con metas poco realistas; y también a muchos que se sumergen de cabeza en un plan sin tener en mente una meta. No es sorprendente que ambos tipos de personas terminen fracasando. El éxito necesita visión, y cuando se trata de controlar su peso, esa visión debe incorporar realidad.

Una meta irrealista para el peso o la talla de ropa le prepara para el desaliento. Las personas que se desalientan normalmente dejarán la dieta y al final recuperarán todo el peso perdido. Por ejemplo, si usted es una mujer de 5 pies y 2 pulgadas (1,55 metros) de altura y pesa 300 libras (135 kilos), no es probable que pueda vestir una talla 2 o 4 dentro de un año desde ahora. Puede que nunca llegue a estar tan delgada. Hablando de modo realista, proponga una talla 10 o 12 con una medida de cintura de 35 pulgadas (88 cm) en lugar de 45. Esta es una meta alcanzable. Cuando usted la alcance, puede establecer otra.

De igual manera, si no le gusta ir al gimnasio pero ha establecido la meta de hacer ejercicio cinco días por semana durante una hora por sesión, acaba de crear una meta irrealista y ha preparado el camino para el fracaso. En cambio, establezca una meta de diez mil pasos al día en un podómetro, lo cual sencillamente significa más movimiento o caminar. Evite también hacer promesas que pueda romper fácilmente. Por ejemplo, no se diga a usted mismo que nunca se comerá otro pedazo del pastel, galletas o cualquier alimento que desee. Siempre que dice eso, ha establecido su piloto automático para desear ese alimento, y lo más probable es que lo quiera aún más. En cambio, a medida que aprenda a desarrollar buenos hábitos de comida y de disciplina, evite utilizar la palabra *nunca*.

Nada de esto significa que tenga que conformarse con expectativas más bajas. Usted puede verse mejor, y se verá mejor que nunca; pero lo importante es establecer primero una meta y después mantenerla en perspectiva, y esas dos cosas pueden llegar tomando algunas medidas iniciales.

Dar la talla

Una de las claves más importantes para perder peso es establecer metas alcanzables en lugar de otras que le dejarán frustrado, enojado, y probablemente *subiendo* de peso. Por eso prácticamente todos los médicos dicen que cuando comience una dieta, establezca la meta de perder no más del 10 al 15 por ciento de su peso corporal total. Cuando haya llegado a eso, establezca una nueva meta, pero no se precipite. Aunque puede soñar en grande (o en este caso en pequeño), recuerde que viajar por el camino de la pérdida de peso se produce paso a paso.

Primeros pasos

Para ayudar a Tim a establecer sus metas, le pesé en la báscula y después medí su cintura, caderas, índice de masa corporal y porcentaje de grasa corporal. Su IMC era más de 40, su grasa corporal llegó al 32 por ciento, y la medida de sus caderas era solo de 35 pulgadas (88 cm). Sin embargo, todo eso era secundario con respecto a lo que más importaba en ese momento para Tim: una medida de cintura de 46 pulgadas (116 cm).

Cuando comenzamos el camino para reducir todas esas cifras, yo compartí una importante advertencia: pesarse uno mismo cada semana es uno de los peores motivadores para perder peso. Las primeras semanas pueden parecer milagrosas cuando los individuos ven descender el peso y suponen que todo ello está "relacionado con la grasa". El problema es que muchas personas pierden peso muscular o de agua, lo cual garantiza disminuir su ritmo metabólico y finalmente sabotear su pérdida de peso. Cuando usted llegue a la inevitable meseta unas semanas o meses después y se establezca el desaliento, puede que renuncie y tire la toalla, todo ello debido a haberse enfocado demasiado en la lectura del peso diariamente o semanalmente.

Yo simplemente hice que Tim midiese su cintura, peso y porcentaje de grasa corporal una vez al mes, a la vez que se probase distintos pantalones para albergar su menor contorno de cintura. No pasó mucho tiempo hasta que él sacó todos sus viejos pantalones que había guardado, esperando poder encajar en ellos algún día. Lo más importante, desde luego, era poder volver a ponerse los pantalones de su traje favorito que llevaba cuando pesaba casi 100 libras (45 kilos) menos y tenía una cintura de 34 pulgadas (86 cm). Debido a eso, él originalmente dijo que quería adelgazar hasta un peso de 185 libras (84 kilos) y un IMC de 28. Aunque esas cifras técnicamente le habrían mantenido en la categoría de "sobrepeso", yo le expliqué que debido a su constitución muscular por naturaleza, incluso esas cifras podrían hacer que perdiese músculo y, por consiguiente, disminuyeran su ritmo metabólico. En cambio, el mejor camino era establecer una meta basada en su medida de cintura. Con eso en mente, él estableció su meta de medida de cintura en 39 pulgadas (99 cm), lo cual significaba que perdería 7 pulgadas de grasa (17 cm) de su abdomen.

Cinturas crecientes

Durante las últimas cuatro décadas, el tamaño promedio de la cintura del hombre estadounidense ha pasado de 35 pulgadas a 39 (11 por ciento). Entre las mujeres, ha aumentado aún más, pasando de 30 pulgadas a 37 (23 por ciento). Según el Instituto Nacional de la Salud, casi el 39 por ciento de los hombres y el 60 por ciento de las mujeres transportan demasiada grasa abdominal.[1]

TODO ESTÁ EN LA CINTURA

Si usted tiene sobrepeso o es obeso, le aconsejo que adopte el mismo enfoque al establecer metas de pérdida de peso. Mida su contorno de cintura a la altura del ombligo. Si es usted hombre y su contorno de cintura es de 40 pulgadas (101 cm) o más, tiene usted un riesgo mucho mayor de enfermedades del corazón, hipertensión, diabetes tipo 2, síndrome metabólico y muchas otras enfermedades. Si es usted mujer y su contorno de cintura es de 35 pulgadas (88 cm) o más, es usted propensa a los mismos riesgos. Después de años de relacionar solamente el peso y el IMC con mayores índices de mortalidad y graves enfermedades, los científicos están entendiendo, de nuevo, que la grasa abdominal es un importante contribuidor al desarrollo de esas enfermedades. La grasa abdominal es muy tóxica. Después de envolverse como una burbuja alrededor de los órganos internos, secreta potentes elementos químicos inflamatorios que preparan el escenario para la diabetes tipo 2, enfermedades del corazón, cáncer y muchas otras enfermedades mortales, al igual que mayor aumento de peso.

Herramientas de medida

Aunque los calibradores de piel son los artefactos más fáciles para medir el porcentaje de grasa corporal, también pueden ser los más imprecisos. Para una medida más precisa, aunque a veces cara, pruebe:

- Peso bajo el agua: la grasa flota, mientras que el tejido magro se hunde, haciendo fácil que el equipamiento de peso hidrostático especializado consiga una lectura muy precisa de la cantidad de grasa que tiene usted realmente.

- Escáner dual de absorciometría (DEXA): utilizando rayos X de baja radiación, esta máquina toma en consideración su masa ósea y masa muscular para calcular su porcentaje de grasa corporal.

- El Bod Pod: una máquina muy precisa (pero también cara) que mide la cantidad de aire que usted desplaza.

- Medida de la impedancia bioeléctrica: menos cara que las otras herramientas de alta tecnología pero más cara (y más precisa) que un calibrador de piel, este método mide la velocidad de una corriente eléctrica a medida que pasa por su cuerpo.

Desgraciadamente, numerosas variables (como estómago lleno, ejercicio reciente) pueden influir en los resultados.[2]

Esa es solo una de las razones por las que su primera meta debería ser disminuir la zona que alberga esta grasa tóxica y le hace susceptible a la enfermedad. Después de que los hombres reduzcan su medida de cintura a 40 pulgadas, su siguiente meta debería ser llegar a las 37,5 pulgadas (95 cm), y finalmente su meta de medida de cintura debería ser la mitad de su altura en pulgadas o menos.

Porcentaje de grasa corporal

Aunque yo considero el tamaño de la cintura la medida más importante para establecer metas de pérdida de peso, eso no significa que usted no pueda o no debiera adoptar otros tipos de medidas además de las que puede tomar con un metro. Parte del tiempo con los pacientes durante su etapa de establecer metas lo empleo en obtener un porcentaje de grasa corporal. Realizo una medida inicial y después hago una cada mes hasta que alcancen su meta.

Hay muchas maneras de medir el porcentaje de grasa corporal, incluyendo el análisis de impedancia, el peso bajo el agua y utilizando calibres de piel. Cualquiera que sea el método, tiene usted que medir su porcentaje de grasa corporal de la misma manera cada vez. La coherencia es la clave, ya que el porcentaje puede fluctuar de modo dramático con medidas imprecisas.

Yo pongo más énfasis en el porcentaje de grasa corporal que en la lectura del índice de masa corporal. La razón es sencilla: precisión. El IMC utiliza solo la altura y el peso para juzgar si la persona tiene sobrepeso u obesidad. Por ejemplo, un jugador de fútbol profesional de veintitrés años y un ejecutivo de cincuenta y cinco puede medir ambos 5 pies y 10 pulgadoas (1,75 metros) y pesar 220 libras (99 kilos). Eso da a ambos hombres un IMC de aproximadamente 35, que es considerado obeso. En realidad, sin embargo, el jugador puede tener un contorno de cintura de 32 pulgadas (81 cm) y un notable 6 por ciento de grasa corporal; el ejecutivo puede tener un contorno de cintura de 44 pulgadas (111 cm) y un 33 por ciento de grasa corporal. Eso supone un sorprendente diferencial del 27 por ciento solamente en porcentaje de grasa corporal, el cual el IMC no toma en consideración.

Es de esperar que esté usted comenzando a ver parte de la confusión que pacientes, doctores y otros profesionales de la salud tratan cuando se trata de medidas diversas. Aunque muchos médicos simplemente utilizan el IMC para determinar si una persona tiene sobrepeso u obesidad, yo creo firmemente que se producen evaluaciones más precisas utilizando el porcentaje de grasa corporal y las medidas de cintura.

Evaluar su porcentaje de grasa corporal

Encontrar su porcentaje de grasa corporal ideal implica dos factores principales: el sexo y la edad. Según el Consejo Americano para el Ejercicio, un porcentaje de grasa corporal mayor del 26 por ciento en hombres y mayor del 32 por ciento en mujeres se considera obeso. Un porcentaje de grasa corporal saludable en mujeres está entre el 25 y el 31 por ciento y en hombres está entre el 18 y el 25 por ciento. Inicialmente, los hombres obesos deberían tener como objetivo una lectura de menos del 25 por ciento, mientras que las mujeres obesas deberían apuntar a menos del 33 por ciento. Finalmente, tenga como objetivo un porcentaje de grasa corporal que esté en el rango saludable.

Sin embargo, recuerde que la grasa corporal está en segundo lugar después de su enfoque inicial en reducir el contorno de su cintura. No se preocupe; descubrirá que el porcentaje de grasa corporal disminuirá de modo natural con la medida de cintura. También, las mujeres deberían recordar, a causa de sus hormonas, que tendrán un porcentaje de grasa corporal mayor que los hombres. Las hormonas femeninas causan distribución de la grasa en las mamas, caderas, muslos y trasero. La típica mujer debería tener entre el siete y el 10 por ciento más de grasa corporal que el hombre promedio. Muchos clubes de salud, nutriólogos y médicos tienen el equipamiento para medir su porcentaje de grasa corporal. Cuando tenga usted ese número inicial, apúntelo en su diario alimentario y compruébelo cada mes.

Sin embargo, no llegue a obsesionarse por su grasa corporal u otras medidas como su lectura de IMC. Enfóquese en una cosa, y solamente una: la medida de su cintura. Sí, es así de sencillo. En realidad no necesita una báscula o ninguna otra herramienta, tan solo una cinta de medir. Al enfocarse en su cintura y lograr su medida objetivo, eliminará uno de los principales factores de riesgo para la enfermedad.

UNA CUESTIÓN DE PESO

Para algunos dietistas, la idea de no mirar la báscula cada día les resulta extraña. Otros consideran extraño no comprobarla al menos una vez por semana. Sin embargo, después de haber ayudado a miles de individuos a perder peso para su bien, he visto que a la mayoría de las personas les va mejor cuando guardan su báscula o se libran de ella por completo. La razón es casi puramente psicológica. Cuando quienes hacen dieta pierden el tipo equivocado de peso, como peso en agua o peso muscular, su piel puede quedar flácida o arrugada, sus mejillas y sus ojos pueden parecer hundidos, y su masa muscular puede fundirse. Mientras tanto, su índice metabólico disminuye, su peso se estabiliza y terminan desalentados porque cada vez que se suben a la báscula, los números siguen siendo los mismos. Con mayor frecuencia, son las personas que abandonan y recuperan el peso perdido.

Cinco maneras "sin dígitos" de medir la pérdida de peso

1. Actitud general
2. Nivel de energía
3. Cómo sienta la ropa
4. Comentarios y elogios amigables
5. Sentimiento de ocupar menos espacio

No me entienda mal; el peso es importante. Por eso yo siempre tomo un peso inicial a cada paciente. Aun así, debido a nuestra cultura obsesionada con el peso, las cifras en una báscula pueden convertirse fácilmente en la única medida de éxito. Aunque es tentador comprobar su progreso de este modo, no es un indicador confiable de pérdida de grasa. Y perder grasa debería ser su principal objetivo. Evite la potencial depresión, culpabilidad, vergüenza o desesperanza por apartar temporalmente su báscula. Confíe más en una cinta de medir, un par de viejos pantalones, un diario alimentario y una medida mensual de porcentaje de grasa corporal a la vez que se compromete a pesarse una vez al mes.

También, debe pesarse el mismo día de cada mes, y asegurarse de estar totalmente desvestido. Si es usted mujer, tenga en mente que su peso fluctuará, según las fluctuaciones hormonales y su ciclo menstrual. Por tanto, no se desaliente cuando eso suceda.

Cuando llegue a su peso objetivo, recomiendo que se pese diariamente. Esta es la única vez en que recomiendo esto, ya que es la mejor manera de evitar "resbalar".

DÍA A DÍA

Ahora que tiene el objetivo de la medida de su cintura y ha anotado sus medidas de cuerpo, peso, IMC y porcentaje de grasa corporal (si lo desea) en su diario alimentario, no tiene que pensar en esas cifras. Su enfoque debería estar en tomar las cosas día a día. Demasiadas personas prestan tanta atención al resultado final que se olvidan de enfocarse en lo que hacen día a día; como resultado, batallan contra el desaliento a lo largo del camino.

Si usted no se queda con ninguna otra cosa de este capítulo, entienda que perder peso toma tiempo. Además, cada persona es diferente y pierde peso a un ritmo diferente. Ya que normalmente tienen más músculo y un mayor ritmo metabólico, los hombres en general pierden peso con mucha más rapidez que las mujeres.

Esta es una razón para evitar pesarse cada semana; es demasiado fácil desalentarse si usted solamente pierde medio kilo en una semana o incluso aumenta uno debido a las normales fluctuaciones del cuerpo.

Algunas personas aumentan de músculo en el proceso de perder grasa, lo cual con frecuencia hace que su pérdida de peso vaya con más lentitud. Y algunos individuos están muy gravemente desafiados metabólicamente debido a hacer dietas crónicas, la resistencia a la insulina, baja función tiroidea, desequilibrio hormonal u otros factores. Esto hace que la experiencia de pérdida de peso de cada persona sea única. Por tanto, no cometa el error de compararse con otra persona que también está intentando perder peso.

Puede que usted no sea capaz de controlar la rapidez con la que llega a su meta, pero puede controlar el modo en que sigue un programa particular diariamente. Cuando se enfoca en poner en práctica sabias decisiones en cuanto a dieta y estilo de vida día a día, finalmente se convertirán en hábitos. Muchos expertos dicen que son necesarios veintiún días para formar un hábito. Otros piensan que son necesarios cuarenta; y aún otros lo sitúan en noventa días. Tome el tiempo que tome, el punto es que cuando usted se enfoca en aplicar principios solamente para el día actual, sin preocuparse sobre cómo afrontará el día de mañana o la próxima semana, entonces, con el tiempo, eso se convierte en parte de su estilo de vida. Y cuando eso sucede, descubrirá que el piloto automático de su mente está fijo en perder peso. Al enfocarse día a día, usted toma las decisiones correctas regularmente. Obviamente, habrá algunos días excepcionales, como cumpleaños, fiestas o aniversarios. Usted puede "engañar" y comer una ración demasiado grande de pastel o demasiados alimentos de alto glicémico. No permita que un revés temporal le aparte del camino. Recuerde que está a una comida de distancia de volver al curso correcto y volver a tomar las decisiones adecuadas.

Historia de éxito

Los resultados que Tim vio muestran que es posible establecer metas y cumplirlas. Él alcanzó su medida inicial de cintura de 39 pulgadas, una pérdida de 7 pulgadas, solamente en seis meses. Debido a que alcanzó esa meta, eso le dio el impulso y la perseverancia para establecer otra meta. Este es con frecuencia el caso con las personas obesas que pueden perder peso, y por eso yo hago hincapié en establecer metas realistas y alcanzables. La segunda meta de Tim fue llegar a una medida de cintura de 35 pulgadas, lo cual logró en solo cuatro meses.

El peso de Tim descendió desde 275 libras hasta 210 libras (124 a 95 kilos) en menos de un año (e imagine lo bien que se sintió). Lo más importante es que perdió 11 pulgadas de contorno de cintura (28 cm) durante ese período, y sus niveles de azúcar en la sangre regresaron a la normalidad; y su presión sanguínea y colesterol también se normalizaron sin tomar ninguna medicación. Estaba más activo y tenía más energía que en cualquier otro momento desde su juventud. Él combinó una visión similar al láser con metas realistas. En el proceso, evitó la diabetes y otros graves problemas de salud que seguramente seguirían si él hubiese continuado por el camino de la obesidad.

Capítulo 6

PREPARACIÓN PARA LA DIETA PARA REDUCIR SU CINTURA RÁPIDAMENTE

¿SE SIGUE PREGUNTANDO si este libro cumplirá la promesa de disminuir su medida de cintura? Con el programa que ahora denomino mi Dieta para reducir su cintura rápidamente (DRCR), he ayudado a incontables pacientes a lo largo de los años a perder peso. He visto funcionar este programa para ellos, y sé que también puede funcionar para usted.

Voy a bosquejar el programa para usted en los capítulos 7 y 8, pero antes quiero que entienda cómo llegué a desarrollar un programa de pérdida de peso que puede cumplir una promesa tan increíble y también compartir importante información que usted necesita saber antes de seguir adelante y embarcarse en el programa.

CÓMO SE DESARROLLÓ EL PROGRAMA DRCR

En realidad comenzó hace más de sesenta años cuando el Dr. A. T. W. Simeons desarrolló una dieta baja en calorías y trabajó en su protocolo aproximadamente durante veinte años. Su protocolo, *Pounds and Inches* [Libras y pulgadas] fue publicado en el año 1954. Él descubrió que cuando su dieta de 500 calorías diarias, muy baja en grasas y muy baja en carbohidratos, se combinaba con pequeñas dosis diarias de la hormona del embarazo hCG (gonadotrofina coriónica humana), hacía que el cuerpo liberase grupos anormales de grasa en las zonas problemáticas de caderas, muslos, trasero, cintura y abdomen.

En la época del Dr. Simeons, los pacientes eran hospitalizados para recibir un tratamiento durante las seis semanas de duración del programa. Muchos consideran el protocolo del Dr. Simeons el secreto médico mejor guardado al igual que el programa más eficaz de pérdida de peso de todos los tiempos.

Normalmente, los pacientes en el protocolo dicen tener mayores niveles de energía, un sentimiento de bienestar y poca o nada de hambre. Según el Dr. Simeons, del 60 al 70 por ciento de los pacientes seguían sin subir de peso a largo plazo.

En el año 2007, el defensor del consumidor Kevin Trudeau dio a conocer el protocolo del Dr. Simeons al mundo en su libro *The Weight Loss Cure "They" Don't Want You to Know About* [La cura de la pérdida de peso que "ellos" no quieren que usted conozca]. Yo comencé a recomendar el protocolo Simeons y a monitorear a pacientes en el año 2008. En aquel entonces yo utilizaba inyecciones de hCG. Sin embargo, ahora recomiendo la píldora sublingual de hCG compuesta por un compuesto farmacológico o gotas homeopáticas de hCG.* El Departamento de Control de Alimentos y Medicamentos (FDA) nos requiere que informemos a los pacientes de la siguiente declaración: "La

---

* A la publicación de este libro, la FDA no permite que las gotas hCG que se venden sin receta sean catalogadas como homeopáticas y afirmen que hacen perder peso. Es muy difícil conseguir gotas homeopáticas de hCG debido a las nuevas regulaciones de la FDA. Las gotas que yo recomiendo han sido modificadas para cumplir con la FDA. Las píldora sublinguales de hCG recetadas que yo recomiendo también cumplen con las restricciones de la FDA, ya que son recetadas y no se venden sin receta, y esta nueva regulación no atañe a las gotas sublinguales de hCG recetadas.

hCG no ha demostrado ser una terapia adjuntiva eficaz en el tratamiento de la obesidad. No hay evidencia sustancial de que aumente la pérdida de peso más allá de la resultante de la restricción de calorías, que cause una distribución más atractiva o 'normal' de grasa o que disminuya el hambre y la incomodidad relacionada con las dietas con restricción de calorías". Para mujeres que aún siguen menstruando, yo recomiendo que comiencen con la tableta sublingual hCG cuando se detenga su periodo menstrual; si están en el protocolo durante seis semanas, necesitan dejar de tomar las tabletas sublinguales hCG durante su período menstrual.

Los dos primeros días del protocolo, usted necesita tomar hCG y comer tantas grasas y calorías buenas como sea posible, como ensaladas con mucho aceite de oliva extra virgen orgánico, mantequilla de cacahuate orgánica, mantequilla de almendras, aguacates, humus, guacamole, semillas, frutos secos, aceite de coco y otras grasas saludables. Durante esos dos días, coma tanta grasa como pueda cada tres horas.

Los resultados varían de persona a persona, pero varios de mis pacientes han sido capaces de dejar todos sus medicamentos después de seguir la DRCR y perder grasa abdominal. Yo he modificado las 500 calorías en el protocolo Simeons hasta aproximadamente 1000 calorías en la DRCR, pero he mantenido igual la proporción de Simeons de proteínas, grasas y carbohidratos. También he añadido más fibra soluble y suplementos para impulsar los niveles de serotonina, ya que las dietas bajas en carbohidratos normalmente están relacionadas con bajos niveles de serotonina. Añadir fibra soluble también ayuda con la saciedad, el control del azúcar en la sangre y un mejor movimiento intestinal. Este programa ha sido muy eficaz para mis pacientes, y lo denomino la primera fase de mi Dieta para reducir su cintura rápidamente, la cual bosquejaré en el capítulo 7. La primera fase normalmente dura de cuatro a seis semanas, y está seguida por la segunda fase, la cual he bosquejado en el capítulo 8. El Dr. Simeons también permitía cantidades muy bajas de trigo en su dieta (como tostadas Melba y palitos de pan Grissini), así que yo también los he permitido. Sin embargo, cuando esté usted en la dieta antiinflamatoria, yo elimino todos los productos de trigo.

Asegúrese de poder participar

Ciertas personas no pueden participar en la DRCR. Por favor, lea lo siguiente con mucha atención y asegúrese de obtener el permiso de su principal profesional de la salud antes de intentar seguir este protocolo. Debe usted tener dieciocho años de edad o más, y ciertas condiciones médicas, medicamentos y suplementos pueden excluirle como candidato.

Condiciones médicas que pueden excluirle de este programa

- Estar embarazada o planear estarlo
- Estar dando el pecho actualmente
- Cirugía; debe dejar la DRCR un mínimo de dos semanas antes de que le realicen cirugía. Si recientemente ha pasado por una cirugía, debe esperar seis semanas completas antes de comenzar la DRCR, y debe informar a su cirujano en cuanto a realizar el programa antes de la cirugía
- Cánceres de cualquier tipo, a excepción de ciertos cánceres de piel

- Insuficiencia cardíaca
- Diabetes tipo 1; sin embargo, personas con diabetes tipo 2 pueden participar con el consentimiento de un médico, ya que este protocolo posiblemente puede revertir su condición médica
- Insuficiencia renal crónica
- Anemia grave
- Epilepsia o cualquier otro trastorno de apoplejía
- Enfermedad mental, incluyendo depresión moderada a grave, ansiedad moderada a grave, pensamientos suicidas, ya sean ideas o intentos, trastorno bipolar o psicosis

---

Medicamentos que pueden excluirle de este programa

- Diuréticos
- Medicamentos antiinflamatorios
- Coumadina
- Insulina
- Anticonceptivos; las píldoras anticonceptivas no funcionarán con este programa

Todos los demás medicamentos con receta, medicamentos sin receta y suplementos nutricionales deben ser consultados con su médico antes de comenzar la DRCR.

También quiero recordarle que si es usted prediabético o diabético, debe hablar con su profesional de la salud personal antes de realizar ningún cambio en su dieta, sus suplementos naturales o medicamentos. Los consejos contenidos en este libro se basan en principios generales de salud, pero su médico conoce su situación individual y tiene que participar para asegurar que los pasos que usted adopte para incorporar estos principios a su programa dietético se realicen de manera que funcione para sus necesidades de salud en particular.

También, aunque este es un protocolo temporal para ayudarle a perder grasa abdominal, es solamente el primer paso en un cambio de estilo de vida. La meta de tener más de una fase de la dieta es para ayudarle a estabilizar su peso y después regresar a las comidas normales que siguen pautas sanas de alimentación. Si quiere usted mantener su pérdida de peso, tendrá que seguir un camino saludable de alimentación a largo plazo. Es la clave de mantener a raya la obesidad y la enfermedad y capacitarle para vivir la vida sana y abundante para la cual fue usted diseñado.

Según mi opinión, al crear dos fases de este programa he combinado el mejor programa de pérdida de peso con el mejor programa de mantenimiento. Repito: los resultados varían, pero según el Dr. Simeons, los pacientes que siguen estrictamente su protocolo normalmente experimentan una pérdida de peso de una libra al día (450 gr). Ya que yo he duplicado el contenido calórico, la persona perderá aproximadamente media libra al día. Según el Dr. Simeons, su protocolo permite que el cuerpo mantenga su grasa estructural, lo cual ayuda a prevenir la flacidez en la piel y un rostro con aspecto cansado. La piel puede realmente resplandecer y puede parecer más joven.

La dieta para poner fin a todas las dietas

Yo no soy un defensor de las dietas; sin embargo, debido a que los pacientes a los que he tratado con el programa DRCR normalmente experimentan una pérdida de peso regular y firme, lo cual les mantiene muy motivados a la vez que practican incorporar los componentes clave dietéticos y de estilo de vida que necesitarán para manejar y revertir su pérdida de peso, siento que esta dieta pone fin a todas las otras dietas. Mi meta es hacer que usted se comprometa a un programa de estilo de vida sano que le proporcionará la mejor calidad de vida posible, y creo que las dos fases de este programa darán como resultado que usted ya no se quede atrapado en el círculo vicioso de las dietas yoyó. Creo que la dieta para reducir su cintura rápidamente es la última dieta que usted necesitará.

Como su nombre indica, el enfoque de este programa es reducir su medida de cintura. Aunque he comprobado cosas como las calorías, los gramos de grasa y los valores de índice glicémico, usted *no* irá comprobando ninguna de esas cosas durante la primera o la segunda fase. En cambio, durante la primera fase aprenderá a elegir el tipo y la cantidad correctos de carbohidratos de bajo glicémico y combinarlos con las cantidades adecuadas de proteínas saludables a la vez que evita la mayoría de las grasas. Esta combinación literalmente programará su cuerpo para quemar grasa, en particular la grasa tóxica en su abdomen. Durante la segunda fase, se añadirán sanas grasas antiinflamatorias en las proporciones correctas a los carbohidratos saludables de bajo glicémico y las proteínas saludables.

Hay algunos riesgos de los que usted debe ser consciente antes de comenzar.

Entender los riesgos

En mi consulta hago que los pacientes lean los siguientes riesgos antes de firmar un formulario de consentimiento para comenzar este programa. Creo que esta información es importante que usted la sepa antes de estar de acuerdo en participar en la dieta para reducir su cintura rápidamente.

- Entiendo los efectos secundarios de la administración de hCG y que una dieta baja en calorías o sin grasa puede incluir vértigo, ligero mareo y menor presión sanguínea.

- Entiendo que mi presión sanguínea debe ser comprobada al menos dos veces por semana.

- Entiendo que debo estar bajo el cuidado de mi principal profesional de la salud durante todo el ciclo de la suplementación de hCG (de cuatro a seis semanas).

- Entiendo que tomar diuréticos, medicamentos antiinflamatorios o Coumadina requerirá monitoreo y análisis de sangre, tal como determine mi médico.

- Entiendo que hay un límite de 1000 calorías permitidas diariamente en esta dieta.

- Entiendo que aumentar mi ingesta calórica podría alterar los resultados y aumentar los riesgos médicos.

- Entiendo que engañar comiendo alimentos dulces o grasosos mientras estoy en la primera fase puede ser dañino y puede predisponerme a formar cálculos biliares.

- Consiento en tomar hCG sublingual. Estoy de acuerdo en ser monitoreado por profesionales médicos durante mi período de tratamiento de pérdida de peso. Mi profesional de la salud también comprobará cualquier condición médica no relacionada con la DRCR.

- Entiendo que el FDA *no* ha aprobado hCG para la pérdida de peso y que no hay datos médicos que apoyen el uso de hCG para propósitos de pérdida de peso.

- Entiendo que se requerirá de mí que tenga resultados actuales de análisis de laboratorio (dentro de un mes desde el comienzo del programa DRCR) en mi informe. Esos análisis se realizan para descartar cualquier enfermedad que pudiera ser agravada por la restricción calórica o la administración de hCG sublingual en el programa de DRCR.

- Estoy de acuerdo en informar de cualquier problema o efecto secundario que se produzcan durante el marco de tiempo del tratamiento a mis profesionales médicos.

- Entiendo que debo tener una relación establecida con un profesional de la salud antes de comenzar este programa.

- Entiendo que debo consultar con mi principal profesional de la salud para recibir más medicamentos que ellos recetaron. Hacerlo así ayudará a minimizar la confusión entre pacientes y proveedores de servicios de salud.

- Entiendo que las siguientes condiciones pueden prohibir la ingesta de una dieta baja en calorías:

  - Historial de reciente infarto de miocardio/ataque al corazón
  - Historial de CVA o TIA (derrame cerebral)
  - Ataques incontrolados
  - Angina inestable, trastornos de coágulos, o DVT/PE
  - Diabetes grave
  - Enfermedad renal grave (puede requerir una dieta baja en proteínas)
  - Enfermedad hepática grave (puede requerir una dieta baja en proteínas)
  - Úlcera péptica activa
  - Cánceres activos

- Embarazo, intento activo de quedar embarazada, o dar el pecho actualmente

- Trastornos alimentarios (como anorexia nerviosa o bulimia)

- Grave trastorno psiquiátrico (como depresión grave o intentos de suicidio, trastorno bipolar o psicosis)

- Terapia corticoesteroide mayor de 20 miligramos al día

- Consumo ilícito crónico de drogas, adicciones, alcoholismo, abuso de sustancias

- Entiendo que no cumplir con los protocolos, incluyendo mantener informado de mi historial médico a mi principal profesional de la salud, de este régimen y de cualquier cambio en mi condición, puede predisponerme a desarrollar cálculos biliares, a sabotear mis metas de pérdida de peso o causar otros daños.

Beneficios de la desintoxicación antes de la DRCR

Normalmente yo hago que los pacientes se desintoxiquen durante un mes antes de la primera fase para aumentar el éxito del programa de DRCR. Creo que preparar su cuerpo para la dieta muy baja en calorías y la fase hCG del programa es totalmente necesario.

Su cuerpo puede albergar muchas sustancias desagradables, incluyendo, pero sin estar limitado a ellos, pesticidas, herbicidas, parásitos, cándida y metales pesados. Las toxinas se almacenan en la densa grasa que será liberada durante la primera fase del programa DRCR. Si todas las toxinas del hígado, el colon y la grasa fuesen liberadas a la vez, los resultados podrían ser perjudiciales para su salud.

Además, la mayoría de personas con sobrepeso normalmente son deficientes nutricionalmente. He descubierto que al liberar al cuerpo de toxinas, parásitos, levadura y hongos, además de restaurarlo nutricionalmente, se asegura el éxito del programa DRCR. Creo que un mes entero (treinta días) es necesario a fin de que su cuerpo se prepare para la primera fase, y por eso recomiendo encarecidamente que participe en un programa de desintoxicación de treinta días antes de comenzar el programa DRCR. La dieta de desintoxicación de treinta días es sencillamente mi dieta de cándida y comer solamente alimentos orgánicos. Refiérase a mi libro *The Bible Cure for Candida and Yeast Infections* para mayor información.

Los resultados varían de un individuo a otro, pero mis pacientes que han realizado treinta días de desintoxicación antes de comenzar el programa DRCR, normalmente reportan los siguientes beneficios:

- Claridad mental mejorada
- Abdomen más plano
- Menor apetito y antojos
- Menos ánimo deprimido
- Nivel de energía mejorado
- Sentimiento de vitalidad general y mejor salud
- Pérdida de peso entre 5 y 30 libras (2 y 13 kilos) en la desintoxicación
- Aceleración del ritmo de pérdida de peso en la primera fase de DRCR

He determinado con atención que tomar los siguientes suplementos durante un mes antes de la primera fase ayudará a desintoxicar su cuerpo, a librarlo de parásitos y cándida, y a impulsar su estado nutricional. Para información o dónde pedir estos productos, véase el Apéndice B.

- Beta TCP: dos pastillas tres veces al día. Ayudará a apoyar la función vesicular, que normalmente se vuelve perezosa con la edad.

- Divine Health Living Multivitamin: una cucharada en la mañana. Este suplemento está cargado de vitaminas, minerales, antioxidantes y fitonutrientes, o puede tomar Max N-Fuse.

- Divine Health Probiotic: dos cápsulas en la mañana con el estómago vacío. Restaura las bacterias beneficiosas y sanas en su tracto gastrointestinal.

- Divine Health Fiber Formula: una cucharadita colmada en 4 onzas de agua (11 cl) cada noche al irse a la cama. Ayuda a limpiar los intestinos de toxinas, y también ayuda en la regularidad de los movimientos intestinales.

- Vitamina D_3: 2000 IU al día ayuda al sistema inmunológico.

- Living Omega: una cápsula dos veces al día. Este aceite de pescado de grado farmacéutico ayuda a apoyar la salud cardiovascular, cerebral, particular y ocular.

- Cellgevity: dos cápsulas dos veces al día. Apoya la desintoxicación del hígado y tiene protección antioxidante y antiinflamatoria.

Mientras realiza este programa de desintoxicación de un mes de duración, le aliento a que coma solamente alimentos orgánicos siempre que sea posible para evitar volver a contaminarse de toxinas en su cuerpo. Levantar pesas y ejercicio aeróbico dinámico son recomendables durante este programa de desintoxicación de treinta días, pero se recomienda caminar sólo suavemente durante la primera fase de la DRCR. Cuando haya completado con éxito treinta días de desintoxicación, está preparado para la primera fase, la cual se basa en una modificación del protocolo Simeons.

Capítulo 7

DIETA PARA REDUCIR SU CINTURA RÁPIDAMENTE, PRIMERA FASE

ANTES DE COMENZAR la primera fase de la dieta para reducir su cintura rápidamente, tome una fotografía y anote su peso, presión sanguínea e IMC. Asegúrese de que su profesional de la salud compruebe su presión sanguínea si usted está tomando medicamentos para la hipertensión. *Su presión sanguínea normalmente disminuye significativamente durante el tratamiento.* A continuación hay algunas otras sugerencias que debería seguir:

- Solamente tome medicinas (incluyendo medicinas sin receta) indicadas por su profesional de la salud, quien debería comprobar y ajustar las dosis tal como sea necesario.

- Los suplementos pueden ayudar con la salud general durante el programa, incluyendo fibra PGX, Divine Health Fiber Formula, Serotonin Max, Divine Health Living Multivitamin o Max N-Fuse, y Cellgevity. (Véase el Apéndice B).

- Siga estrictamente la siguiente lista de alimentos aprobados. La primera fase de la dieta para reducir su cintura rápidamente es una dieta de 1000 calorías al día que comienza el tercer día en que comienza a tomar hCG, sublingual o en gotas homeopáticas. Hay que seguirla exactamente.

- *No* pruebe esta dieta sin hCG. La más ligera variación puede evitar la pérdida de peso. Si descubre que las gotas de hCG no son suficientes para frenar su apetito, está bien tomar al mismo tiempo gotas y pastillas sublinguales. Esto debería ser muy eficaz para controlar su apetito a medida que se ciñe al plan alimentario.

Pautas alimentarias de la primera fase

El Dr. Simeons ponía a sus pacientes en una dieta de 500 calorías al día con inyecciones de hCG y hospitalizaba a sus pacientes durante las seis semanas de duración del programa. Yo he descubierto con los años que la mayoría de mis pacientes no seguían una dieta de 500 calorías al día, ni tampoco cumplían con su compromiso de hacerse chequeos en mi consulta dos veces por semana. Entonces decidí modificar su programa para mis pacientes y simplemente dupliqué la ingesta de calorías a 1000 calorías al día. Ya que la mayoría de mis pacientes o bien se saltaban el desayuno o comían un desayuno ligero, añadí una opción para el desayuno o una comida consistente en carne y verduras o frutas o un tipo concreto de bebida de proteína.

Hay muchos alimentos diferentes, especialmente frutas y verduras, que tienen las mismas calorías o incluso menos calorías que las frutas y verduras enumeradas; sin embargo, interfieren en la pérdida de peso en el programa hCG. Por eso es importante que se comprometa a comer solamente alimentos aprobados. Los siguientes son algunos consejos útiles a tener en mente:

- Al escoger carnes, siempre escoja los cortes más magros de carnes y formas orgánicas y elimine toda la grasa.

- Todos sus alimentos y bebidas tienen que ser orgánicos.

- Té, café y agua pura y mineral son las únicas bebidas permitidas.

- Beba café o té en cualquier cantidad (sin azúcar y solamente una cucharada de leche desnatada se permite cada veinticuatro horas). Para endulzar, se prefiere stevia, pero se permite la sacarina.

- Debería beber al menos dos litros de agua diariamente; sin embargo, puede beber más de esa cantidad. Las aguas buenas incluyen agua de manantial (como Mountain Valley Spring Water). Su cuerpo puede retener agua cuando su ingesta de agua sea menor que sus requisitos normales. Esto, a su vez, puede ralentizar su pérdida de peso.

- Si siente vértigo o ligeros mareos durante esta dieta, aumente su ingesta de agua y tome fibra PGX con cada comida.

- Puede tomar fruta o biscote entre comidas en lugar de con el almuerzo o la cena, pero no más de cuatro piezas enumeradas para el almuerzo y la cena pueden comerse en una sola comida. Tome fibra PGX, dos cápsulas con 8-16 onzas de agua (25-50 cl) si toma la fruta o el biscote entre comidas.

- Puede tomar un palito de pan Grissini y una manzana para el desayuno o una naranja antes de irse a la cama, pero deben ser reducidos de su almuerzo o su cena. (El Dr. Simeons prefería los palitos de pan italianos llamados Grissini, que satisfacen más que el biscote).

- No coma su ración diaria de dos tostadas y dos frutas al mismo tiempo. Ingerir demasiados carbohidratos a la misma vez ralentiza la pérdida de peso. No puede guardar alimentos un día para consumirlos al siguiente.

- No hay restricción en el tamaño de la manzana.

- Variantes de la proteína de carnes: ocasionalmente puede comer 100 gramos o 3½ onzas de queso cottage sin grasa. (No está permitido ningún otro queso). Ocasionalmente puede comer un huevo entero con tres claras de huevo en lugar de una porción de carne.

- Toda la grasa debe ser eliminada de la carne cruda antes de pesarla. Solo están permitidas las carnes enumeradas.

- Si no está en la lista, *no lo coma en ninguna cantidad*. El Dr. Simeons pasó muchos años desarrollando este programa y descubrió que incluso sustituir okra, alcachofas y otros, aunque tienen un valor calórico equivalente, no producía resultados equivalentes. No hay necesidad de volver a inventar la rueda. Habrá mucho tiempo para la creatividad cuando usted llegue a la segunda fase.

- Todas las carnes deben ser asadas o hervidas.

- Las verduras deben ser crudas o al vapor.

- El jugo de un limón se permite para todos los propósitos.

- Una pequeña cantidad de sal, pimienta, vinagre, polvo de mostaza, ajo, albahaca, perejil, tomillo, mejorana, etc. pueden utilizarse como se desee para dar sabor, pero nada de aceite, mantequilla o aderezos.

- Todo el pescado blanco fresco debe ser bajo en mercurio (bagre, bacalao, abadejo, arenque, salmonete, sardina, tilapia, atún tongol, pescadilla).

- Un grill y vaporera George Foreman sería muy útil.

OTRAS CONSIDERACIONES

- *Ninguna crema, aceites o lociones* deberían utilizarse sobre su rostro, piel o cuerpo durante este programa. Las hormonas aplicadas tópicamente deberían ser en forma de gel (no cremas o aceites).

- No debería utilizarse *ningún cosmético* aparte de lápiz labial, lápiz de cejas, máscara y polvos compactos. Debería utilizar uno de los muchos cosméticos en polvo minerales durante este período, como Bare Minerals, como base de maquillaje.

- *Ningún masaje*: se prefiere en cambio el uso de unas sauna de infrarrojo lejano.

- *Sol*: intente estar al menos de cinco a diez minutos bajo el sol cada día.

- *Ciclos femeninos*: si es usted mujer que está menstruando, no puede utilizar las pastillas sublinguales hCG durante su período menstrual. Yo hago que mis pacientes dejen de tomar pastillas sublinguales hCG durante su período menstrual; sin embargo, las pacientes normalmente no tienen que hacer esto si toman gotas homeopáticas.

- *Podómetro*: asegúrese de hacer ejercicio ligero cada día. Llevar un podómetro ayudará a asegurarse de que realiza mil pasos al día.

- *Estreñimiento*: si experimenta estreñimiento durante la dieta, utilice Divine Health Fiber Formula, 1 cucharadita colmada al día con agua. (Véase el Apéndice B).

CICLOS REPETIDOS SI TIENE MÁS PESO QUE PERDER

Primer ciclo: primera ronda de hCG

- Si tiene una pequeña cantidad de grasa abdominal que perder, entonces haga la segunda fase durante cuatro semanas. En cuanto la tóxica grasa abdominal se haya eliminado, normalmente comenzará a sentir hambre de nuevo. Después de perder la grasa tóxica, necesita ir a la segunda fase del programa.

- Si tiene más grasa abdominal que perder, entonces puede seguir la primera fase durante unas seis semanas.

- Si deja de perder peso durante la primera fase, entonces pase a la dieta de seis manzanas Granny Smith (ningún otro alimento) al día con mucha agua. Cuando comience a perder peso de nuevo, vuelva a la primera fase de la dieta.

Segundo ciclo: otra ronda de hCG si es necesario

- Si necesita otro ciclo de hCG, entonces debería comenzar otra vez después de seis semanas de estar en la segunda fase del programa.

Ciclos repetidos de hCG

- Si necesita repetir varios ciclos de hCG debido a que sigue teniendo peso que perder, necesita esperar ocho semanas antes del tercer ciclo. Si tiene más peso que perder, espere doce semanas antes del cuarto ciclo. Si necesita un ciclo más, espere veinte semanas antes del quinto ciclo, y espere seis meses antes del sexto ciclo.

ALIMENTOS APROBADOS PARA LA PRIMERA FASE

Comience la siguiente dieta y continúe durante las siguientes cuatro a seis semanas, dependiendo de la cantidad de peso que necesite perder. Escoja solamente de entre los siguientes alimentos aprobados para cada comida. Debería escoger diferentes alimentos para cada comida y de un día al otro. Un plan de comidas de siete días sigue esta lista de alimentos aprobados. El plan de comidas es un ejemplo que usted puede utilizar para planificar lo que comerá cada semana.

Para el desayuno, puede sustituir un batido de proteína

que contenga 18 a 25 gramos de proteína, menos de 3 gramos de azúcar, y menos de 2 gramos de grasa (véase el Apéndice B). Puede mezclar la proteína con 8 onzas de agua (25 cl), 8 onzas de leche de almendra sin endulzar (se encuentra en la mayoría de tiendas de salud), 4 onzas (12 cl) de So Delicious sin endulzar, leche de coco desnatada con 4 onzas de agua, o 8 onzas de agua con 1 cucharada de leche desnatada. También puede mezclar ½ taza de fresas congeladas. Otra opción para el desayuno, solo una vez por semana, es un huevo (omega-3 o pasteurizado) con dos claras de huevo adicionales cocinados con una pequeña cantidad de rociador para cocinar Pam o escalfado (lo cual se prefiere). Puede acompañar el huevo y las claras de huevo con un biscote y fruta.

NOTA: Debería escoger una carne y verdura diferentes para el almuerzo y la cena el mismo día. Puede escoger comer su fruta como aperitivo de media tarde.

ALIMENTOS APROBADOS PARA LA PRIMERA FASE	
Bebidas	• Agua
	• Té
	• Café
	(Ver pautas para leche y edulcorante permitidos)

ALIMENTOS APROBADOS PARA LA PRIMERA FASE

Carne magra/ proteína (al grill o hervida, 3,5 oz. o 100 gr; escoja una por comida)	• Langosta • Ternera • Res • Pechuga de pollo • Cangrejo • Pescado blanco fresco • Camarón • Bisonte (búfalo) • Alce • Ciervo • Huevo (puede comer uno ocasionalmente, hervido o revuelto con una pequeña cantidad de rociador para cocinar con 2 claras adicionales).
Verduras (crudas o al vapor; escoja una taza; escoja una comida)	• Espinacas • Acelgas • Achicoria • Gambas verde • Tomate • Apio • Hinojo • Cebollas • Rábanos rojo • Pepino • Espárragos • Col
Frutas (puede escoger una por comida)	• Manzana • Manzana Granny • ½ pomelo • ½ taza de fresas (puede escoger comer la fruta como su comida o como refrigerio)
Panes	• 2 palitos de pan Grissin (vea Apéndice B) • 2 rebanadas de biscotes

PLAN DE COMIDAS DE SIETE DÍAS
PARA LA PRIMERA FASE

Recuerde: en los dos primeros días del protocolo de la primera fase necesita tomar hCG y comer tantas grasas buenas y calorías como sea posible, como ensaladas con mucho aceite de oliva extra virgen orgánico, mantequilla de cacahuate orgánica, mantequilla de almendra, aguacates, humus, guacamole, semillas, frutos secos, aceite de coco y otras grasas sanas. Durante estos dos días, coma tanta grasa como pueda cada tres horas. Lo siguiente es un plan de comidas de siete días que comienza en el día 3.

Día 3

Desayuno
- Pescado blanco fresco (3,5 oz o 100 g para mujeres o 6 oz o 170 g para hombres) O un huevo cocido o escalfado. Puede hacer una tortilla utilizando rociador de cocinar Pam, añadiendo cebolla, tomate, espinacas, achicoria y apio, con sal y pimienta al gusto. NO incluya queso ni champiñones.
- 1 manzana
- O batido de proteína con fruta

Almuerzo
- Pechuga de pollo (3,5 oz o 100 g para mujeres o 6 oz o 170 g para hombres)
- 1 taza de espinacas o ensalada verde
- 2 palitos de pan Grissini o dos rebanadas de biscotes
- ½ taza de fresas o ½ pomelo

Cena
- Res magra, alce o búfalo, ternera o filet mignon (3,5 oz o 100 g para mujeres o 6 oz o 170 g para hombres)
- 1 taza de ensalada verde o espárragos
- 2 palitos de pan Grissini o dos rebanadas de biscotes

Día 4

Desayuno
- 1 huevo y 2 claras de huevo extra
- ½ pomelo
- O batido de proteína con fruta

Almuerzo
- Pescado blanco fresco (3,5 oz o 100 g para mujeres o 6 oz o 170 g para hombres)
- 1 taza de col o ensalada verde
- 2 palitos de pan Grissini o dos rebanadas de biscotes
- ½ taza de fresas

Cena
- Cangrejo o gambas (3,5 oz o 100 g para mujeres o 6 oz o 170 g para hombres)
- 1 taza de espárragos o ensalada verde
- 2 palitos de pan Grissini o dos rebanadas de biscotes

Día 5

Desayuno
- Pescado blanco fresco (3,5 oz o 100 g para mujeres o 6 oz o 170 g para hombres), O un huevo cocido o escalfado. Puede hacer una tortilla utilizando rociador de cocinar Pam, añadiendo cebolla, tomate, espinacas, achicoria y apio, con sal y pimienta al gusto. NO incluya queso ni champiñones.
- 1 manzana Granny Smith
- O batido de proteína con fruta

Almuerzo
- Pechuga de pollo (3,5 oz o 100 g para mujeres o 6 oz o 170 g para hombres)
- 1 taza de tomates o ensalada verde
- 2 palitos de pan Grissini o dos rebanadas de biscotes
- ½ taza de fresas

Cena

- Ciervo o alce, ternera o filet mignon (3,5 oz o 100 g para mujeres o 6 oz o 170 g para hombres)
- 1 taza de espinacas o ensalada verde
- 2 palitos de pan Grissini o dos rebanadas de biscotes

Día 6

Desayuno

- Pescado blanco fresco (3,5 oz o 100 g para mujeres o 6 oz o 170 g para hombres), O un huevo cocido o escalfado. Puede hacer una tortilla utilizando rociador de cocinar Pam, añadiendo cebolla, tomate, espinacas, achicoria y apio, con sal y pimienta al gusto. NO incluya queso ni champiñones.
- ½ pomelo
- O batido de proteína con fruta

Almuerzo

- Pechuga de pollo (3,5 oz o 100 g para mujeres o 6 oz o 170 g para hombres)
- 1 taza de ensalada romana con hasta 5 rociados de rociador para ensaladas Wishbone
- 2 palitos de pan Grissini o dos rebanadas de biscotes
- ½ taza de fresas

Cena

- Filet mignon (3,5 oz o 100 g para mujeres o 6 oz o 170 g para hombres)
- 1 taza de espinacas o ensalada verde
- 2 palitos de pan Grissini o dos rebanadas de biscotes

Día 7

Desayuno

- Gambas (3,5 oz o 100 g para mujeres o 6 oz o 170 g para hombres), O un huevo cocido o escalfado. Puede hacer una tortilla utilizando rociador de cocinar Pam, añadiendo cebolla, tomate, espinacas, achicoria y apio, con sal y pimienta al gusto. NO incluya queso ni champiñones.

- 1 manzana
- O batido de proteína con fruta

Almuerzo
- Pescado blanco fresco (3,5 oz o 100 g para mujeres o 6 oz o 170 g para hombres)
- 1 taza de pepinos o ensalada verde
- 2 palitos de pan Grissini o dos rebanadas de biscotes
- ½ pomelo

Cena
- Ternera, filet mignon o carne extra magra para hamburguesa (3,5 oz o 100 g para mujeres o 6 oz o 170 g para hombres)
- 1 taza de mezcla de hojas verdes o espárragos
- 2 palitos de pan Grissini o dos rebanadas de biscotes

Día 8

Desayuno
- Pescado blanco fresco (3,5 oz o 100 g para mujeres o 6 oz o 170 g para hombres), O un huevo cocido o escalfado. Puede hacer una tortilla utilizando rociador de cocinar Pam, añadiendo cebolla, tomate, espinacas, achicoria y apio, con sal y pimienta al gusto. NO incluya queso ni champiñones.
- ½ taza de fresas
- O batido de proteína con fruta

Almuerzo
- Pechuga de pollo (3,5 oz o 100 g para mujeres o 6 oz o 170 g para hombres)
- 1 taza de ensalada verde
- 2 palitos de pan Grissini o dos rebanadas de biscotes
- ½ pomelo

Cena

- Cangrejo (3,5 oz o 100 g para mujeres o 6 oz o 170 g para hombres)
- 1 taza de espinacas
- 2 palitos de pan Grissini o dos rebanadas de biscotes

Día 9

Desayuno

- 1 huevo hervido
- ½ taza de fresas

Almuerzo

- Pechuga de pollo (3,5 oz o 100 g para mujeres o 6 oz o 170 g para hombres)
- 1 taza de ensalada verde
- 2 palitos de pan Grissini o dos rebanadas de biscotes
- 1 manzana Granny Smith

Cena

- Res magra (3,5 oz o 100 g para mujeres o 6 oz o 170 g para hombres)
- 1 taza de rábanos rojos o ensalada
- 2 palitos de pan Grissini o dos rebanadas de biscotes

Capítulo 8

DIETA RÁPIDA DE REDUCCIÓN DE CINTURA, SEGUNDA FASE

¡FELICIDADES! HA TERMINADO la fase más difícil. Ahora es el momento de que usted sea creativo con sus elecciones de alimentos. Puede comer todos los alimentos de corral y orgánicos que le gusten a excepción de azúcares y féculas. Las féculas incluyen: patatas, maíz, granos (incluyendo panes y pasta) o cualquier alimento que incluya esas materias. Los azúcares incluyen: miel, melaza, sirope de maple, sirope de maíz y, desde luego, el azúcar.

Estará usted en esta fase durante al menos seis semanas. Al final de estas seis semanas, si tiene usted más grasa abdominal que perder, entonces necesitará repetir otro ciclo hCG (primera fase). Sin embargo, si ha perdido la mayor parte de su grasa abdominal y el azúcar de su sangre es normal, puede sencillamente comenzar a seguir los principios de la dieta antiinflamatoria que bosquejé en los capítulos 2 y 3.

Cuando avance a la dieta antiinflamatoria, asegúrese de pesarse diariamente. Si su peso comienza a ascender, necesitará repetir este programa de seis semanas de la segunda fase. Si comienza a acumularse grasa abdominal, entonces tendrá que regresar a la primera fase.

He dividido la segunda fase en dos subfases. ¿Por qué?

Son necesarias tres semanas para que su peso nuevo y más bajo se estabilice. Sería una lástima arruinar su duro trabajo volviendo a introducir azúcares y féculas con demasiada rapidez.

Por tanto, la segunda fase tiene una etapa sin carbohidratos durante tres semanas. Comenzando en la cuarta semana, se permiten algunos carbohidratos sanos como frijoles, guisantes, lentejas, avena y cereales de mucha fibra. Puede comenzar a utilizar leche de almendras sin endulzar o leche de coco desnatada sin endulzar (en lugar de leche de vaca). *No* tiene que añadir estas féculas otra vez a su dieta en la cuarta semana; podría descubrir que ya no las desea, lo cual está muy bien.

Cuando llegue a un tamaño de cintura saludable y los niveles de azúcar estén controlados, entonces puede seguir una dieta antiinflamatoria, pero siempre necesitará evitar el azúcar y los postres. También necesitará pesarse diariamente y regresar a la primera o la segunda fase si comienza a subir de peso otra vez.

Qué hacer si no está perdiendo peso

Si por alguna razón no está logrando resultados óptimos con el programa de DRCR, puede que necesite uno de los siguientes análisis. Hable con su médico o refiérase al Apéndice B para encontrar información sobre estos análisis.

- NeuroScience Adrenal para analizar sus neurotransmisores y función suprarrenal.
- Análisis hormonal
- Análisis ALCAT de sensibilidad alimentaria
- Análisis de ansiedad/depresión

- Análisis de hormona tiroidea
- Análisis metabólico
- Análisis de levadura/cándida

Pautas alimentarias para la segunda fase

Desayuno

No puedo exagerar en exceso que el desayuno es la comida más importante del día y una clave para perder peso. Ya he mencionado la importancia de la fibra y su papel para controlar el apetito. Comer suficiente fibra en el desayuno es también fundamental para estabilizar el azúcar en su sangre durante horas, impulsar la energía y mantener su mente aguda y su sistema digestivo trabajando óptimamente. Con frecuencia denomino a la fibra la escoba natural para su tracto gastrointestinal.

Para controlar el hambre y mantener su tracto gastrointestinal funcionando óptimamente durante la segunda fase, debería comer de 5 a 10 gramos de fibra por comida y de 3 a 6 gramos como refrigerio, con una mezcla de fibra soluble e insoluble. Ya que la mayoría de personas consumen muy poca fibra, permítame ofrecer unas palabras de advertencia. Comenzar con 10 gramos de fibra en una comida puede causar exceso de gases y molestia abdominal. No se preocupe, pues su cuerpo se ajustará. Sin embargo, puede que necesite aumentar gradualmente la ingesta comenzando con 5 gramos y posiblemente subiendo hasta 10. Yo uso suplementos de fibra con las comidas y los refrigerios para asegurar estar obteniendo la fibra adecuada, y al tomarla antes de las comidas, muchas veces ayuda a controlar el apetito. Después de evitar las féculas durante las tres primeras semanas de la segunda fase, puede comenzar a comer avena cortada sin endulzar con stevia, Just Like Sugar o xilitol, que son edulcorantes naturales.

Almuerzo y cena

He agrupado el almuerzo y la cena porque quiero fomentar una mentalidad diferente, que entienda que estas comidas son secundarias con respecto al desayuno. Aunque puede haber una variedad más amplia de productos entre los cuales escoger para el almuerzo y la cena que para el desayuno, eso se debe sencillamente a que la mayoría de nuestras "papilas gustativas" están un poco más extendidas más adelante en el día. Normalmente no nos despertamos con deseos de comer manzanas, espárragos o batatas. No confunda tener más opciones con creer que necesita comer más en el almuerzo y la cena.

Carbohidratos

Recuerde: ningún carbohidrato como pasta, arroz, pan o verduras con fécula durante las tres primeras semanas de la segunda fase. Este período está libre de carbohidratos. Comenzando en la cuarta semana, puede usted comer frijoles, guisantes y legumbres con sus comidas. Sin embargo, durante las seis semanas completas de la segunda fase puede comer tantas verduras sin fécula como desee. También puede rociar sobre ellas Butter Buds o Molly McButter, o utilizar el rociador Smart Balance Butter Burst para mejorar el gusto y el sabor de sus verduras. O puede sazonarlas con especias.

Proteínas

Generalmente, la mayoría de carnes y pescado contienen aproximadamente 7 gramos de proteínas por onza.

Yo recomiendo de dos a seis onzas de proteína por ración: de dos a cuatro para las mujeres y de tres a seis para los hombres, dependiendo de la masa corporal magra y del nivel de actividad.

Algunas especies de pescado contienen más mercurio, PBC (bifeniles policlorados) y otros contaminantes. Los pescados que son altos en mercurio incluyen: tiburón, pez espada, caballa rey y blanquillo. El atún blanco y el atún claro contienen cantidades moderadas. Pescados bajos en mercurio incluyen: abadejo, arenque, caballa del Atlántico, perca de océano, salmón (tanto fresco como enlatado), sardinas, tilapia, trucha y atún tongol.

Niños pequeños, mujeres embarazadas, mujeres que podrían quedarse embarazadas o mujeres que están criando deberían evitar comer pescados altos en mercurio. El Colegio Americano de Obstetras y Ginecólogos recomienda un máximo de dos raciones de 6 onzas (170 gr) cada semana para mujeres embarazadas.[1] La Academia Americana de Pediatría recomienda que los niños y las mujeres que estén criando no consuman más de 7 onzas (200 gr) de pescado con alto nivel de mercurio por semana.[2] Entienda que todo el pescado cada vez contiene más mercurio, que es tóxico para el feto y para el cerebro de los niños. Además, el pescado criado en piscifactoría generalmente es propenso a contener más PBC que el pescado salvaje.

Grasas

Es mejor escoger vinagres para ensalada que sean muy, muy bajos en grasa. Durante la fase de reducción rápida de cintura debemos restringir la grasa, al igual que los granos y la mayoría de otros carbohidratos complejos, al mínimo a fin de quemar grasa abdominal. Yo también recomiendo los nuevos vinagres para ensalada que se venden en supermercados, incluyendo las marcas Wishbone y Ken's Lite Accents. Tienen solamente una caloría por rociado; según mi opinión, son superiores a otras opciones de aderezos de ensalada. Los aderezos sin grasa son una opción, pero a la mayoría de personas no les gusta mucho su sabor, y disfrutar de lo que usted come es crucial para su éxito. La mayoría de pacientes disfrutan de los nuevos vinagres para ensaladas con solamente una caloría por rociado.

Preparar una comida

Como ejemplo, preparemos un almuerzo o una cena utilizando algunos de los productos que acabamos de enumerar. Para comenzar con una bebida, puede beber un vaso de agua de manantial, filtrada o con gas con un chorro de limón o lima. También puede beber té endulzado con stevia o Just Like Sugar y un chorro de limón o lima.

Mantenga las ensaladas saludables

Al comer fuera, pase por alto el pan y comience su comida con una ensalada hecha con grandes hojas de color verde oscuro y mucho pepino, tomates, zanahorias crudas y cebollas. Puede añadir brotes de Bruselas o tallos de brócoli. Después añada diez o más rociados de vinagre para ensalada. Yo creo que la manera más fácil de recortar grasa es utilizar un vinagre para ensalada que tenga una cantidad mínima de grasa por rociado. Asegúrese de utilizar solamente vinagres para ensalada, ya que eso minimiza su ingesta de grasa. Deje fuera el queso y el pan tostado.

La mayoría de personas olvidan que 10 tazas de lechuga romana tienen solamente unas 100 calorías, mientras que solamente 1 cucharada y media de la mayoría de aderezos para ensalada contiene una cantidad equivalente de calorías. Las personas que esperan perder peso con frecuencia se meten en problemas al comer ensaladas rociadas con aderezos para ensalada con muchas calorías. Una ensalada César grande puede que tenga solamente 10 calorías en las hojas de ensalada pero tiene más de 1000 calorías en su aderezo.

La sopa no es una opción

Lo siguiente en su comida es una sopa. Elija un tipo de sopa baja en sodio y con base de agua, como sopa de verduras o frijoles. Estas sopas satisfacen mucho y normalmente evitarán que coma usted en exceso. Evite las sopas con base de crema, como la crema de almejas o de brócoli y queso cheddar, que tienen muchas calorías. Asegúrese de que su sopa sea baja en sodio (preferiblemente menos de 500 miligramos) y baja en grasa (menos de 10 gramos). Uno de los ingredientes clave para una sopa sana es la fibra, así que busque las que tengan al menos 3 gramos. Cuando se trata de fibra, cuanto más mejor. Finalmente, no se sobrepase en el contenido en carbohidratos. Muchas sopas están cargadas de carbohidratos de alto glicémico, como arroz blanco y pasta. Escoja sopas de verduras, como minestrone o frijoles negros. Asegúrese de escoger para la cena solamente sopas vegetales.

Si resulta que sigue teniendo mucha hambre después de haber comido ensalada y sopa, puede tomar algunas pastillas de fibra. Tome de dos a cuatro cápsulas de fibra PGX, con 16 onzas (45 cl) de agua. Cuando haga esto antes de comer el entrante, llenará su estómago con más rapidez y es menos probable que coma en exceso el tipo de alimentos equivocados.

Pautas para los entrantes

Cíñase a la pauta mencionada anteriormente de una ración de 2 a 4 onzas de proteínas para mujeres y una ración de 3 a 6 onzas para los hombres. Por ejemplo, pruebe una pechuga de pollo al grill con sazonadores bajos en sodio (cuidado con los adobos altos en carbohidratos y altos en calorías). Junto con su fuente principal de proteína, añada una ración de verduras, como brócoli, que deberían ocupar aproximadamente la mitad de su plato.

A continuación, elija una fécula de bajo glicémico, como ½ taza para mujeres y 1 taza para hombres de frijoles, guisantes, lentejas, legumbres o batatas. Mientras que las mujeres pueden consumir una ración y los hombres de una ración y media a dos de féculas para el desayuno y el almuerzo, deberían evitar las féculas o la fruta en la cena a excepción de frijoles, guisantes y lentejas. Además, puede consumir su comida (excepto la cena) con una pieza de fruta de bajo glicémico.

Si está comiendo fuera, recuerde que la mayoría de raciones de entrantes tienen un tamaño doble o triple del recomendado. Sencillamente cómase la mitad de las proteínas y las fécula de bajo glicémico y guarde el resto para otra comida o aperitivo. O pregunte si puede compartir el plato con otra persona en la mesa.

Guarde los postres para ocasiones especiales

Después de haber alcanzado su medida de cintura deseada, en muy raras ocasiones puede darse un capricho, como chocolate negro u otro postre muy pequeño. Antes de disfrutar de un postre, recomiendo que tome de dos a cuatro cápsulas de fibra PGX con 16 onzas de agua. Esto no solo disminuye el valor de índice glicémico del postre, sino que también ayuda a que se sienta más lleno. Con los postres es especialmente importante practicar la sensatez y saborear cada bocado a fin de no comer en exceso y sabotear sus esfuerzos de pérdida de peso. Si come un postre, es mejor comerlo en el almuerzo o si cena temprano (antes de las cuatro) y disminuir su ingesta de féculas en esa comida. También, tome fibra PGX después.

ALIMENTOS APROBADOS PARA LA SEGUNDA FASE

Carbohidratos de bajo glicémico, que no sean granos (de tres a cuatro raciones al día: desayuno, almuerzo y aperitivos; ningún carbohidrato después de las 6:00 de la tarde, a excepción de verduras sin fécula o "carbohidratos verdes", que no tienen límite)	
Legumbres y frijoles y féculas Ración: ½ taza (mujeres) y ½–1 taza (hombres) (No permitidos en las tres primeras semanas de la segunda fase)	• Frijoles: judías, pinto, rojos, negros • Frijol de ojo negro • Guisantes • Judías blancas • Garbanzos • Judías verdes • Lentejas • Ñame • Batatas
Cereales (No permitidos en las tres primeras semanas de la segunda fase; los cereales deben combinarse con leche de almendras sin endulzar o leche de coco desnatada sin endulzar)	• Avena a la antigua o avena cortada (1 ración para mujeres; 1-2 raciones para hombres) • Avena instantánea alta en fibra Quaker Oats High-Fiber (normal o con canela), 1 paquete • Quaker Oat Bran Cereal

Frutas de bajo glicémico ¼ a ½ taza: (la fruta sólo se permite en la mañana)	• Moras • Arándanos • Frambuesas • ½ pomelo • Manzana Granny Smith • Kiwi • Fresas
Verduras Ración = al menos ½ taza o más (mujeres) y 1 taza o más (hombres). Si lo desea, puede añadir Butter Buds, Molly McButter, rociador Smart Balance Butter Burst o especias a sus verduras.	• Espárragos • Pimientos • Brócoli • Brotes de Bruselas • Col o sauerkraut • Zanahorias (limitar a ½ taza y comer crudas) • Coliflor • Apio • Col rizada • Pepino • Berenjena • Lechuga • Okra • Cebollas • Espinacas • Calabacín • Judías verdes • Malanga • Tomates • Nabo • Berro

Proteínas magas (limitar cada tres o cuatro días, en cada comida y refrigerio)	
Lácteos Es mejor evitar los lácteos, pero si debe comerlos, escoja queso cottage sin grasa o queso crema.	• Queso cottage, sin grasa: ½ taza • Queso crema, sin grasa (Philadelphia): 4 cucharadas
Huevos	• Huevos (pasteurizados u orgánicos): dos a tres huevos grandes o una yema de huevo con tres claras
Carnes Ración: 2 a 6 onzas (50 a 170 gr) para mujeres y 3 a 8 onzas (85 a 225 gr) para hombres, dependiendo de la masa muscular magra y el nivel de actividad (no freír mucho las carnes)	• Res, extra magra (preferiblemente orgánica o de corral; quitar toda la grasa visible): limitar el total de consumo de carne roja a menos de 18 onzas (500 gr) por semana • Búfalo, bisonte, alce, caribú, venado, cabra, avestruz • Pollo y pavo (sin piel) • Beicon de pavo • Salchichas de pavo • Pescado (bacalao, platija, abadejo, arenque, halibut, mahi-mahi, róbalo de mar, tilapia, perca, pargo, atún tongol, emperador, salmón, trucha, sardinas, caballa): escoger salvaje en lugar de criadero • Cerdo (jamón magro, costillas magras, solomillo, beicon canadiense): limitar el cerdo a una o dos raciones por semana • Marisco* (gambas, cangrejo, langosta, vieira, ostras, mejillones)

* *Si comer cerdo o marisco le incomoda por motivos religiosos, recomiendo que lo evite. Sin embargo, no hay suficiente investigación científica para demostrar que estos alimentos sean dañinos si come cantidades moderadas de selecciones orgánicas y de granja que estén bien cocinados.*

Grasas y aceites sanos (dos raciones por día: una ración para el desayuno y ⅓ de ración con cada refrigerio, pero nada para la cena o refrigerio en la tarde)	
Grasas (Puede utilizar una pequeña cantidad de Pam Spray)	• Mantequilla de almendra: 2 cucharadas • Almendras: unas 18 almendras • Mantequilla de cacahuate orgánica: 2 cucharadas • Cacahuates: 1 onza (28 gr) • Pacanas: 1 onza (28 gr) • Anacardos: 1 onza (28 gr) • Aguacate, fresco: ½ taza, hecho puré • Guacamole: ¼ de taza • Humus: 8 cucharadas o ½ taza • Smart Balance Butter Spray: 5 rociados • Aceite de oliva extra virgen: 1 cucharada • Aceite de cacahuate prensado en frío: 1 cucharada • Aceite de girasol alto oleico: 1 cucharada • Aceite de sésamo prensado en frío: 1 cucharada • Aceite de aguacate prensado en frío: 1 cucharada • Aceite de cártamo alto oleico: 1 cucharada • Semillas de calabaza: 2 cucharadas o 1 onza (28 gr) • Semillas de girasol: 2 cucharadas o 1 onza (28 gr) • Semillas de lino: 3 cucharadas o 1 onza (28 gr)

Aderezos para ensalada Ración = 10 rociados Usar sólo rociadores con 1 caloría por rociado; limitar a 10 rociados	• Vinagreta balsámica (Wishbone Salad Spritzers Balsamic Breeze) • Ken's Steakhouse Salad Spritzers
Fibra PGX	Recomiendo de dos a cuatro cápsulas de fibra PGX con 8 a 16 onzas (25 a 50 cl) de agua antes de cada comida

Es mi misión ayudarle a mantener su peso y disfrutar de un estilo de vida y métodos de comer más sanos. Ahora y en adelante, se pesará en cuanto se levante de la cama y vacíe su vejiga. Pésese sin ropa. Es muy importante que se lleve su báscula cuando viaje.

Cualquier subida de peso mayor de 2 libras (900 gr) en su peso en la segunda fase final es significativa. Si eso sucede, necesita repetir un ciclo hCG (primera fase) como se bosqueja en el capítulo 7.

El siguiente cambio en el estilo de vida implica los increíbles beneficios de comer refrigerios sanos. Cuando haya pasado a la dieta antiinflamatoria, los refrigerios sanos serán un importante componente de su vida. Vaya al capítulo 9 para aprender cómo los refrigerios adecuados pueden ayudar a evitar el hambre y ayudarle a quemar más grasa abdominal.

Capítulo 9

CAPRICHOS
Y ENGAÑOS

AUNQUE HAN PASADO muchos años, sigo recordando aquellos días desenfadados de mi juventud, sentado alrededor de una fogata de campamento que iluminaba el cielo oscuro por millas. En esas salidas mensuales con nuestra tropa de Scouts, a todos les encantaba juntarse alrededor de una fogata y mirar su resplandor mientras hablábamos y disfrutábamos de su calor en el frío aire nocturno. Su resplandor tenía un mandato no expresado: si queríamos seguir disfrutando del calor, alguien tenía que atizar el fuego durante la noche. Puedo recordar despertarme con frecuencia, temblando, y acercarme a la fogata para poner más leña. Todo Boy Scout entendía que cuanta más leña se ponga en el fuego, con más calor y más tiempo arderá. Si hacíamos eso durante toda la noche, podíamos despertarnos calientes.

Los refrigerios ayudan a alimentar su cuerpo de modo similar. Al consumir "minicomidas" entre las tres comidas principales, usted aviva las fogatas metabólicas de su cuerpo, lo cual le permite quemar más calorías a lo largo del día. Si solo fuese cuestión de mantener ardiendo sus fogatas dietéticas, sin embargo, muchas personas no tendrían problemas de peso. El problema comienza con los antojos.

Librar guerra con un refrigerio

Si es usted como muchas personas, en algún punto durante el día probablemente experimentará un abrumador deseo de comer un alimento en particular, normalmente algo que usted sabe que debería evitar. Los días en que no tiene ganas de pelear la batalla, el antojo rápidamente pasa de ser un pensamiento a ser un bocado y después toda una sesión de comida. Si es usted como la mayoría de personas que batallan con su peso, después se siente culpable, avergonzado y quizá incluso desesperanzado por la idea de que está usted atrapado en una incesante y difícil lucha contra su apetito.

¿Le resulta familiar? Yo me encuentro con ello cada día con mis pacientes. Puede que ellos estén comiendo tres comidas sanas al día, haciendo actividad regular, practicando control de la ración y evitando refrescos y dulces; sin embargo, sin excepción, en mitad de la tarde o las horas después de la cena, es como si alguien encendiese un interruptor del apetito, y lo único en que pueden pensar es en comida, normalmente los alimentos equivocados.

Lo cierto es que independientemente de cuántas zanahorias o tallos de apio se coma, no es probable que sus antojos desaparezcan. Pero antes de dejar a un lado este libro y pensar que no vale la pena luchar, entienda lo siguiente: aunque puede que no elimine los antojos, puede finalmente sobreponerse a ellos. La clave es controlarlos. Y una de las maneras más importante y eficaz es mediante los refrigerios.

Tomar refrigerios correctamente

Muchas personas no entienden que un buen refrigerio puede apagar su apetito y puede detener los desencadenantes que lo provocan en un principio. Y aunque a algunos les parece que va contra la intuición, los refrigerios pueden ayudarle a quemar más calorías en el proceso. Los estudios han determinado que tomar refrigerios en la correcta cantidad de alimentos sanos, además de comer tres comidas al día, impulsa el ritmo metabólico más que si solo se comen tres comidas cada día.[1] Tomar refrigerios estimula al cuerpo a quemar más energía. Comer una comida o un refrigerio cada tres o cuatro horas mantendrá a raya el hambre y también impulsará el ritmo metabólico.

A estas alturas espero que haya captado mi énfasis en *cantidad* y *calidad* cuando se trata de alimentos, incluyendo los refrigerios. No le hace ningún bien comer refrigerios sanos si consume demasiados o demasiada cantidad. Según una encuesta dirigida por el Consejo de Control de Calorías, una tercera parte de todos los adultos indican "tomar demasiados refrigerios" como una razón principal de que sus esfuerzos para perder peso hayan fracasado.[2] Yo he tenido que corregir a muchos pacientes que utilizaban el poder del refrigerio como excusa para añadir una cuarta o quinta comida a su ingesta diaria. Incluso cuando escogían alimentos sanos como refrigerio, terminaban comiendo raciones muy grandes, y con la mezcla equivocada. Esto obviamente derrota el propósito de un plan para perder peso. No se necesita pensar mucho para evitar comer refrigerios de tamaños montañosos.

De igual modo, solo porque lance la cantidad correcta de algo al fuego para evitar que se apague no significa que necesariamente arderá por más tiempo. Tiene que poner el tipo correcto de combustible en el fuego, o el tipo correcto de refrigerio. Twinkies, rosquillas, palomitas de maíz con azúcar y barritas de cereales altas en azúcar no cuentan. Cada uno de ellos es similar a poner heno en un fuego; se quema rápidamente. Comer el tipo equivocado de refrigerios normalmente hará que usted desee más refrigerios procesados y altos en azúcar. En otras palabras, cuando usted se come habitualmente un paquete entero de galletas Oreo como "refrigerio", se llena del combustible equivocado y hace probable volver a desearlas en esa cantidad. Por eso las personas con sobrepeso y obesas con frecuencia pueden comer sus alimentos favoritos y nunca sentirse satisfechos.

Refrigerios sanos

Entonces, ¿qué hace que un refrigerio sano detenga esos antojos? La palabra *dieta* hace pensar en imágenes de cosas como zanahorias, tallos de apio y brócoli. Aunque esos son alimentos sanos, definitivamente no saciarán su apetito o su hambre. Intentar restringirse a este tipo de régimen significa que usted finalmente puede darse un atracón de alimentos dulces y carbohidratos. El mejor tipo de refrigerio es una mini comida consistente en proteínas sanas, un carbohidrato o fécula alta en fibra y de bajo glicémico, y alguna grasa buena. Cuando se mezclan, este combustible alimenticio o mezcla de combustible se digiere lentamente, haciendo que la glucosa pase a su flujo sanguíneo, la cual controla su hambre durante horas.

Cinco refrigerios falsos

1. Galletas (incluso si son sin grasa, vigile las calorías y el azúcar)
2. Barritas de cereales (algunas pasan la prueba, pero la mayoría están cargadas de azúcar)

3. Patatas fritas y nachos (grasa, grasa, grasa... también del tipo malo)

4. Pasteles (toneladas de calorías, mucho azúcar y grasa y cero nutrición)

5. Galletas saladas (aunque pocas están bien, muchas están cargadas de mantequilla o aceite)

El control de la ración es una clave para tomar refrigerios sabiamente. Elija la mitad de una ración de una fécula de bajo glicémico o el tamaño de una ración de fruta. Después añada de 1 a 2 onzas (28 a 35 gr) de una proteína y una tercera parte de una ración de grasa. Normalmente, esta mini comida debería tener solo 100 a 150 calorías para mujeres y 150 a 250 calorías para hombres. A continuación hay algunos ejemplos de refrigerios bien equilibrados.

Refrigerio de mañana o tarde

- Una pieza de fruta (la fruta puede comerse sola o mezclada con kéfir); 6 onzas (200 gr) de kéfir de coco bajo en grasa, o yogur; de 5 a 10 frutos secos; y 1 cucharada de proteína en polvo de vainilla o chocolate

- 2 cucharadas de guacamole con zanahorias crudas o apio y 1 a 2 onzas (28 a 36 gr) de pavo, pollo o res asada (carne opcional)

- Dos cucharadas de humus con zanahorias crudas o apio (4 pulgadas de diámetro) y 1 a 2 onzas (28 a 36 gr) pollo o pavo en lonchas (carne opcional)

- 1 a 2 cuñas de queso Laughing Cow Light y 1 a 2 onzas (28 a 36 gr) (para hombres) y 1 onza para mujeres de salmón ahumado o atún tongol (carne opcional)

- Media taza de queso cottage sin grasa, una pieza de fruta de bajo glicémico y de 5 a 10 frutos secos

- Una pequeña ensalada con 1 a 2 onzas (28 a 36 gr) de lonchas de pavo y 2 cucharadas de aguacate; utilice un rociador de ensaladas (carne opcional)

- Un bol de sopa de verduras o frijoles con 1 a 2 onzas (28 a 36 gr) de pollo hervido

- Zanahorias o apio, 1 cucharadita de mantequilla de almendra o mantequilla de cacahuate, y ¼ de taza de queso cottage sin grasa

- Un batido de proteína hecho de proteína en polvo (1-2 cucharadas) mezclado con 8 onzas de leche de coco baja en grasa, o kéfir natural o de coco bajo en grasa (opción: diluir la leche desnatada, leche de coco o kéfir reduciéndolo a 4 onzas y combinarlo con 4 onzas de agua filtrada o agua de manantial)

Nada de barritas

Incontables dietistas están equivocados suponiendo que una barrita es sana solo porque las palabras de *salud, proteína* o *baja en carbohidratos* aparecen en el envoltorio. De hecho, encontrar una barrita con sabor, sana y equilibrada es un desafío. La mayoría están cargadas de azúcares y carbohidratos o de grasas, y deberían clasificarse como galletas. Otras están cargadas de proteínas de baja calidad pero no tienen ninguna sana proporción de carbohidratos complejos, grasas buenas y fibra. Además, muchas utilizan como proteína la soja, que no es lo mejor para perder peso. Muy pocas tienen adecuada fibra, y la mayoría dejan con más deseo. Por tanto, usted termina comiéndose dos, tres o toda la caja para satisfacer su antojo.

Desgraciadamente, no existe ninguna barrita perfecta. Las cuatro que yo recomiendo, solo en ocasiones pero no cada día, son Jay Robb JayBar, cualquier barrita FitSmart y Nutiva Hemp Chocolate Bar. La mejor opción sigue siendo una mini comida utilizando comida verdadera en lugar de un sustituto fabricado por el hombre; sin embargo, lleve una barrita sana en su bolso o cartera para emergencias. La mayoría de estas barritas pueden encontrarse en tiendas de salud en lugar de en supermercados. Evite la mayoría de barritas que se venden en casi todos los supermercados, pues son altas en azúcar y carbohidratos refinados. Recuerde: al igual que en cada comida, una buena proporción de combustible para una barrita es del 40 por ciento de carbohidratos de bajo glicémico, el 30 por ciento de grasas sanas, y el 30 por ciento de proteínas de calidad, junto con 3 a 5 gramos de fibra por barrita.

Asegúrese de tomar de dos a tres cápsulas de fibra PGX con un vaso de 16 onzas (470 cl) de agua con su refrigerio. Y recuerde que puede añadir todas las verduras sin fécula que quiera. Además de todo, recomiendo una taza de té verde o negro, utilizando stevia natural como edulcorante.

Refrigerios para la noche

- Bebida de proteína
- Tiras de lechuga

- Ensalada con carne magra
- Sopa de verduras con carne magra

Muchos refrigerios sanos

Asegúrese de haber eliminado toda la comida basura, patatas fritas, galletas saladas, caramelos, galletas, helado, refrescos y bebidas altas en azúcar de su refrigerador, despensa y armarios. La segunda parte de esa ecuación es mantener esos lugares llenos de refrigerios sanos, incluyendo muchas frutas de bajo glicémico, semillas, frutos secos, humus, queso bajo en grasa, aguacates, zanahorias baby, apio y similares. Agarre un bol grande y llénelo de frutas, especialmente frutas altas en fibra como manzanas Granny Smith, kiwi, pomelo y todo tipo de bayas. Tenga en el refrigerador diferentes tipos de carne, como pavo y pollo sin nitritos y de corral, jamón magro y cecina sin nitritos. También recomiendo tener siempre leche de coco baja en grasa y leche de almendras; queso sin grasa, bajo en grasa o semidesnatado, como Laughing Cow Light; queso cottage sin grasa o crema de queso sin grasa; yogur griego natural sin grasa o bajo en grasa; y kéfir y kéfir de coco. Todo ellos son productos sencillos que puede usted agarrar de pasada.

Frutas buenas

Un estudio brasileño descubrió que las mujeres que comían tres manzanas o peras pequeñas al día perdían más peso en una dieta baja en calorías que quienes no añadían fruta a su dieta. Debido a la alta fibra que hay en esas frutas, las mujeres que las comían también comían menos calorías.[3]

Además, compre diferentes mantequillas de frutos secos, incluyendo mantequilla de almendras y mantequilla de cacahuate natural. Tenga provisión de humus, aguacates, guacamole, semillas y frutos secos, tomates y pepinos disponibles de modo que pueda mezclarlos con diferentes ensaladas y rociadores para ensaladas (la mayoría de ensaladas ahora vienen en bolsas listas para servir). Para quienes con frecuencia se enfrentan a restricciones de tiempo, también puede tener provisión de las barritas sanas que mencionamos anteriormente en este capítulo. Tenga té verde, negro o blanco; stevia y también limones y limas.

Junto con asegurarse de proveer su casa con estos fáciles productos para refrigerios, esté preparado en el trabajo y en otros lugares. Yo les digo a mis pacientes femeninas que lleven siempre una barrita sana en sus bolsos, como Hemp Chocolate Bar, una pequeña bolsa de frutos secos, una manzana Granny Smith, zanahorias baby en una bolsa de plástico y cápsulas de fibra PGX. Tenga en su cajón del escritorio en el trabajo productos no perecederos. Esté siempre preparado teniendo muchos refrigerios sanos en casa, en la oficina y cuando viaja. No olvide: es importante comer refrigerios que de verdad le gusten. De otro modo, no se molestará en comerlos.

CONTROLAR LOS GRAVES ANTOJOS DE CARBOHIDRATOS Y AZÚCAR

Ya he hablado de cómo nuestro sistema digestivo usa los alimentos dulces y los carbohidratos procesados en un par de horas. Esta rápida digestión hace que los desencadenantes del apetito se enciendan repetidamente, elevando su azúcar en la sangre y los niveles de insulina, y finalmente causando que almacene grasa y suba de peso. Incluso las personas obesas tienen un sentimiento natural por este proceso; saben de primera mano lo rápidamente que un azúcar se desvanece, solo para encontrarse con otro irresistible anhelo de comer otro.

Sin embargo, ¿qué hace si sus deseos de esos productos altos en azúcar y féculas son naturales? ¿Qué sucede cuando los diferentes refrigerios que enumeré anteriormente no apagan sus tremendos deseos de esos alimentos? Este es normalmente el caso para quienes tienen bajos niveles de serotonina en el cerebro. La serotonina es un importante neurotransmisor que nos calma, nos ayuda a controlar el apetito y nos da un sentimiento general de bienestar. Tener un bajo nivel de serotonina hace que deseemos alimentos dulces, chocolates, carbohidratos y féculas.

Para muchos individuos este es un asunto grave, no solo un deseo ocasional de comer una barrita de chocolate. Estas personas normalmente han estado bajo estrés crónico por mucho tiempo y probablemente hayan tenido altos niveles de cortisol durante años. Puede que hayan hecho dietas crónicas bajas en carbohidratos, o batallen con el insomnio, la depresión o el SPM. Algunos pueden ser también comedores compulsivos. Normalmente piensan en la comida constantemente y comen emocionalmente, utilizando la comida como consuelo siempre que se sienten solos, aburridos, tristes, ansiosos o enojados. Las mujeres son más propensas a encajar en esta categoría que los hombres porque el cerebro femenino produce un 50 por ciento menos de serotonina que el cerebro masculino.[4] Esta es también la razón de que las mujeres con frecuencia atraviesen "retirada de carbohidratos" con mayor frecuencia. Un dúo de científicos investigaron esta necesidad fisiológica de serotonina en algunas personas e identificaron el problema. Judy Wurtman, PhD, y su esposo, el Dr. Richard Wurtman, ambos neurocientíficos en el Instituto de Tecnología de Massachusetts, descubrieron que, entre otras cosas, había refrigerios de carbohidratos que podían impulsar los niveles de serotonina en el cerebro.[5] Podían finalmente disminuir los deseos y ayudar a controlar el apetito. Yo recomienzo 5-hidroxitriptofano (5-HTP) para pacientes con antojos de azúcar y féculas si tienen algunos de los síntomas de bajos niveles de serotonina mencionados anteriormente. Normalmente recomiendo 50 miligramos de 5-HTP de una a tres veces por día o al irse a la cama. Si está tomando antidepresivos, consulte con su doctor antes de tomar 5-HTP (véase Apéndice B).

REFRIGERIOS QUE IMPULSAN LA SEROTONINA

Cuando encuentre el refrigerio que mejor funcione para usted, recomiendo que lo meta en una bolsa de plástico con cierre. Lleve la bolsa en su auto, bolso o cartera. Al comer este refrigerio en horas específicas, controlará su apetito e impulsará su ritmo metabólico. También recomiendo consumir 16 onzas de agua (470 cl) y de dos a tres cápsulas de fibra PGX antes de comer un refrigerio. Trate usted o no con bajos niveles de serotonina, los refrigerios son poderosos para cualquier programa exitoso de pérdida de peso. Ayudan a controlar el apetito, lo cual es uno de sus puntos más fuertes contra sus esfuerzos por perder kilos y no recuperarlos. En casos de bajos niveles de serotonina en el cerebro, esta fuerza puede parecer abrumadora. Deje que le asegure que no lo es. Con una sencilla preparación, pronto aprenderá que puede manejarse con facilidad, incluso hasta el punto de volverse rutina.

Capítulo 10

COMER FUERA Y COMPRAR
EN EL SUPERMERCADO

L A Asociación Nacional de Restaurantes calcula
que los estadounidenses gastan el 49 por ciento de
su presupuesto alimentario en restaurantes. No
es sorprendente que para el año 2011 la Asociación pre-
viese que la industria alcanzaría un récord de 604 mil
millones de dólares en ventas y lograse un crecimiento
positivo después de un descenso de tres años de duración.[1] Claramente, comer fuera es un modo de vida para
millones de familias estadounidenses. Fotografías de familias disfrutando de comidas caseras en la mesa en los
años cincuenta y sesenta se han desvanecido en la historia. Actualmente se producen en lugares como Burger
King, Subway o McDonald's. Las que se toman en casa
son con mayor probabilidad las de todos reunidos en
torno a comida para llevar.

Con el estilo de vida tan rápido de EE. UU., muchos
padres sienten que no tienen tiempo para preparar comidas familiares, lo cual conduce a una confianza poco
sana en los restaurantes de comida rápida. Mientras
tanto, solteros o parejas sin hijos en casa han descubierto
que comer fuera regularmente es más fácil y puede ser
más económico. Aún así, hay maneras de evitar caer
en una rutina de alimentos preparados. Todos nosotros

comeremos fuera de vez en cuando, pues es parte de la vida moderna; sin embargo, si espera usted controlar su peso, hay principios básicos que debe entender cuando decide qué alimentos pedir en restaurantes y qué alimentos cocinar en su casa. La clave, en ambos casos, es saber cómo tomar decisiones sabias y sanas.

LOS GEMELOS CULPABLES

Hay dos razones principales para que comer fuera sabotee los esfuerzos para perder peso. La primera es sencilla: la mayoría de restaurantes sirven alimentos poco sanos. Los dueños de los restaurantes saben que el sabor vende. Para hacer que los clientes repitan y generar buenos comentarios, acentúan el sabor mediante un modo de cocinar poco sano. Es el principio de la oferta y la demanda: el público demanda comidas sabrosas, altas en calorías y altas en grasas, y eso es lo que obtiene. Para añadir daño al insulto, esas comidas normalmente están cargadas de azúcares, sal y carbohidratos de alto glicémico. Y son bajas en fibra, fruta, verduras y valor nutricional. Los individuos que comen regularmente en tales restaurantes batallan para perder cualquier cantidad de peso.

Tampoco se crea la publicidad exagerada. Como reacción a los defensores de la salud y los titulares sobre los problemas de obesidad, en el verano del año 2011 la asociación de restaurantes anunció su iniciativa "Kids Live-Well" [Niños, vivan bien]. Introducida en diecinueve cadenas, entre sus criterios están el de ofrecer una comida para niños de 600 calorías o menos y otros productos con limitadas calorías, grasas, azúcares y sodio, y una ración de fruta, verduras u otras opciones sensatas.[2] Aunque es admirable que algunos restaurantes estén respondiendo a la crisis de obesidad, no crea que eso significa que puede usted comer cualquier cosa que haya en sus menús.

Además, reconozca que puede usted recortar calorías durante todo el día en otras comidas, pero si continúa cenando fuera regularmente sin aprender hábitos saludables, sus esfuerzos en la pérdida de peso *fracasarán*. Será como entrenarse para competir en los Juegos Olímpicos pero aparecer en los entrenamientos sin tener idea alguna de cómo correr en un evento concreto. A menos que usted se prepare cada vez que pone su pie en un restaurante, repetidamente arruinará sus oportunidades.

La segunda razón por la cual comer fuera puede sabotear la pérdida de peso es el inmenso tamaño de la ración. Dicho con sencillez, alimentos altos en calorías sumados a tamaños de raciones fuera de control equivalen a un aumento de peso y obesidad: la ecuación que nuestra cultura sigue generalmente.

Usted puede ser diferente aprendiendo a cenar fuera pero sin sucumbir a los festines que le tientan. Esto comienza con entender el tamaño de las raciones. Ya que la mayoría de raciones son lo bastante grandes para satisfacer a dos personas, mi esposa y yo compartimos los entrantes y pedimos una ensalada y un extra de verduras. La mayoría de restaurantes están dispuestos a servirnos la comida en platos separados. Si usted y su compañero no pueden ponerse de acuerdo en un entrante, pidan por separado y pidan que les pongan la mitad de la ración en una caja para llevarse a casa antes de que les lleven la comida a la mesa.

RECORRIDO POR UNA COMIDA
EN UN RESTAURANTE

Muchos pacientes que quieren perder peso piden consejo sobre pedir los platos adecuados. Cuando les pregunto lo que comen normalmente, con frecuencia descubro que están tomando decisiones sabias. La mayoría entienden que necesitan aplicar los principios que mencioné previamente: dividir su plato como hacen en casa y tener en mente comer una mezcla adecuada de alimentos.

Sin embargo, lo que también veo es que se olvidan de las raciones más pequeñas o pasan por alto todos los extras que consumen. Por causa de la simplicidad, recordamos una cena típica de modo que pueda hacerse una idea de cómo aplicar principios sabios a las comidas en los restaurantes.

La primera pregunta que el camarero hace es: "¿Qué quiere para beber?". No responda automáticamente Pepsi o Coca-Cola. Puede ahorrarse cientos de calorías evitando refrescos cargados de azúcar o té dulce, que son caramelos líquidos. El alcohol es otra opción cuestionable. Cuando se consume antes o poco antes de comer, entra rápidamente a su flujo sanguíneo y puede afectar el juicio y la selección de alimentos. Es más probable que usted coma en exceso o se relaje en cuanto a comer alimentos poco sanos.

Esto no es lo mismo que decir que no puede disfrutar nunca de un vaso de vino (no de postre). Tan solo asegúrese de beberlo con los entrantes y limitarlo a un solo vaso. Si bebe usted té, pida té sin endulzar con una raja de limón o lima. Agua con gas o agua embotellada es otra opción excelente. Tome de dos a cuatro cápsulas de fibra PGX con 16 onzas (475 cl) de té sin endulzar o agua.

Después de pedir una bebida, es mejor pasar por alto el pan por completo. Su primera tentación es normalmente pan y mantequilla. ¿Quién entre nosotros no ha intentado aliviar el hambre comiéndose tres pequeñas rebanadas de pan con mantequilla mojadas en aceite de oliva antes ni siquiera de que la ensalada llegue a la mesa? También, si quiere un entrante, escoja o uno que lleve verduras y carnes, como el cóctel de gambas. Evite cualquiera que esté muy frito, sea alto en fécula y grasas (como quesadillas con pan de maíz) o con la base de pan. Repito: es mejor evitar la mayoría de entrantes.

Recuerde pedir su ensalada con el aderezo aparte y sin pan tostado, queso o productos con grasa aparte. Es mejor que lleve su propio rociador para ensaladas. Añada un bol de sopa de verduras o de frijoles para llenarse antes del entrante.

El entrante es su decisión dietética más importante. La carne, el pescado o las aves deberían ser asados, a la parrilla o poco fritos con una mínima cantidad de aceite. Evite cualquier cosa demasiado frita o frita en sartén. Pregunte siempre si su selección de carne estará frita; si es así, pregunte si pueden cocinarla de otro modo. Si el menú no enumera una lista con el peso de las raciones, pregunte a su camarero. Si es más de 4 onzas (para mujeres) y 6 onzas (para hombres) , pida al camarero que le ponga al menos la mitad en una caja para llevar. Naturalmente, debería evitar o limitar de modo significativo las salsas, quesos o cremas. Si es necesario que las coma, pida al chef que las ponga aparte en un pequeño plato. Pida también que las verduras sean al vapor (a menos que las prefiera crudas) *sin* nada de mantequilla o aceites.

Normalmente hay una amplia provisión de féculas,

razón por la cual la mayoría de conteos de calorías de las comidas son muy altos. Tenga en mente la regla del bajo glicémico, y no arruine una comida equilibrada permitiendo mantequillas o aceites grasosos. Si es usted fan de las patatas, recuerde que las patatas asadas son de alto glicémico. En cambio, escoja si es posible una batata, y que sea del tamaño de una pelota de tenis. Cuando se enfrente a opciones limitadas, tome de dos a tres cápsulas de fibra PGX o beba un vaso de agua mezclada con fibra para disminuir el valor glicémico de la fécula.

La tentación final (y mayor) es el postre. Esté preparado; los camareros no están haciendo su trabajo a menos que intenten convencerle con una bandeja rellena de caprichos que hacen la boca agua. Cuantos más postres vendan, más elevada es la cuenta y mayor es la propina. ¿Cómo evitarlo? Antes de que termine la comida, pida al camarero que no le lleve la bandeja de postres. Si no lo hace, se enfrentará a una presentación de ventas intentando persuadirle de que el helado de chocolate con crema batida *sencillamente no puede ser* tan malo.

Si aun así escoge usted un postre, evite comerse el plato solo. Compártalo, y coma solamente varios bocados. Saboree esos bocados. Después de todo, sus papilas gustativas no están pidiendo una montaña de postre; tan solo quieren algo de sabor.

CUIDADOSA PLANIFICACIÓN

Una de las maneras más fáciles de evitar el desastre es la preparación, que ayuda a evitar alimentos poco sanos y comer en exceso. La primera regla general: no salir nunca a comer fuera cuando sienta mucha hambre. Le garantizo que comerá demasiado de los alimentos equivocados.

Antes de salir de casa, cómase una manzana Granny Smith grande o un refrigerio sano, como una barrita Nutiva Hemp. Esto llenará su estómago y evitará que coma en exceso.

Además, planee qué y dónde comerá *antes de* salir. Cuando las personas no saben dónde van y llegan a cualquier restaurante con el que se cruzan, normalmente no tienen idea alguna de lo que pedirán. Si espera usted perder peso, esos son malos movimientos. Yo sugiero a los pacientes que también planeen una cena temprano, normalmente entre las cinco y las seis. Al hacerlo, en general no tendrán que esperar mesa (ayudando a evitar un estómago rugiente) y terminarán lo bastante temprano para quemar algunas de las calorías antes de irse a la cama.

Si usted sabe que pasará tiempo con amigos o familiares en un restaurante, planee practicar comer con sabiduría. Comparta un entrante con su cónyuge. Relájese mientras come, y mastique bien cada bocado, dejando su tenedor en la mesa entre bocados. Todas estas "pequeñas" cosas contribuyen a controlar el hambre y el peso. Su cerebro no solamente recibirá antes el mensaje de que usted está satisfecho, sino que también podrá relajarse y disfrutar de la conversación con seres queridos.

ELECCIÓN DE RESTAURANTES

Todos tenemos nuestros tipos de restaurantes favoritos. Desgraciadamente, la mayoría de nosotros desarrollamos esas preferencias mucho antes de pensar en comer sano. Para algunos eso no es problema, ya que su favorito sirve platos sanos. Para otros, puede presentar un reto. Independientemente de la preferencia, es importante saber cómo elegir menús sanos. A continuación está como hacerlo.

Restaurantes de comida rápida

Yo vinculo el aumento de la obesidad en nuestro país con la emergencia de los restaurantes de comida rápida. Sus opciones más populares son altas en grasas, sales, carbohidratos de alto glicémico y calorías, y los refrescos están cargados de azúcar. Las raciones "tamaño gigante" de los restaurantes de comida rápida no solamente desencadenan la subida de peso, sino que sus ingredientes procesados aseguran que las personas queden atrapadas en un círculo de deseos de comida basura. ¿Se ha preguntado alguna vez por qué la mayoría de restaurantes de comida rápida tienen asientos de plástico duro? Los asientos, colores, iluminación, aire y otros factores están pensados para que usted coma apresuradamente, se vaya, y deje lugar a otros clientes. Entonces, cuando usted sienta hambre otra vez unas horas después, ellos esperan que regrese.

En caso de que usted no pueda evitarlos, intente lo siguiente en una típica cadena orientada a las hamburguesas: en lugar de pedir una doble hamburguesa con queso (alrededor de 500 calorías), patatas fritas grandes (500 calorías) y un refresco grande (unas 300 calorías), pruebe un sándwich de pollo a la parrilla o una hamburguesa pequeña. Elimine el pan y apriete su hamburguesa entre dos servilletas para eliminar el exceso de grasa. Corte la hamburguesa por la mitad y ponga ambas mitades de la carne entre dos hojas de lechuga. En lugar de mayonesa y kétchup, escoja mostaza, tomate, cebollas y pepinillos. Ahora tiene una hamburguesa mucho más sana sin excesivos carbohidratos de alto glicémico.

También puede pedir una ensalada pequeña y pedir el aderezo sin grasa (o utilizar solo una pequeña parte del paquete regular). Como bebida, pida té frío sin endulzar o una botella de agua. En lugar de patatas fritas, pida una patata asada cuando la haya, utilizando solamente un poco de mantequilla o dos cucharaditas de crema agria.

Si come en una tienda sub, imite a Jared Fogle, el muchacho de Subway que perdió más de 240 libras (108 kilos) tomando las decisiones correctas. Escoja pavo, res magra y pollo en lugar de bologna, pastrami, salami u otras opciones con grasa. Escoja una sub de 6 pulgadas en la parte más pequeña del pan y no ponga la parte de arriba. Utilice muchas verduras, y rocíelas con vinagre; evite el aceite o utilice poco. Es mejor para recortar más calorías pedirlo en lechuga o pan de pita.

En los restaurantes de comida rápida, en lugar de pollo frito escoja pollo asado o rostizado. Quite la piel y déjelo seco con una servilleta. Quite el líquido de la ensalada de Kohl, y no se coma el biscote o las patatas.

Si desea comer pizza, tómelo con calma, pues es uno de los peores saboteadores para perder peso. Antes de comerse una porción, cómase una ensalada grande. Después, coma solamente una porción de pizza, con una base delgada o de pita. Escoja grandes tomates y otras verduras por encima. Evite el chorizo y otras carnes muy procesadas, y pida la mitad del queso (del mismo modo en que otros piden doble de queso). Finalmente, utilice una servilleta para quitar el exceso de aceites del queso.

Restaurantes de estilo buffet

Si espera perder peso, es sabio evitar los restaurantes de estilo buffet. La mayoría están cargados de alimentos fritos, féculas poco sanas y una variedad de postres que engordan. Ofrecen demasiada comida y muy pocas elecciones sabias, a excepción de algunas ensaladas y verduras.

Hay algunas alternativas para la variedad del "coma todo lo que pueda", como un sano buffet el domingo en un restaurante formal. Muchos ofrecen hermosas ensaladas, frutas, verduras, salmón ahumado, carnes magras, pescado y pollo a la parrilla o al horno. Solamente vigile los alimentos altos en calorías, incluyendo los postres. Aun así, ellos normalmente tienen bastantes opciones sanas. Comience con una ensalada grande (pero no se exceda en el aderezo, o utilice un rociador) y fruta, seguidos por un entrante con muchas verduras. Si come postre, limítese a un par de bocados.

Churrasquerías

Son opciones comunes para ocasiones especiales. El tamaño de las raciones es tan grande (incluyendo patatas asadas del tamaño de una pelota de fútbol) que dos personas pueden compartir un entrante. Recuerde evitar comer el pan de antemano, y escoja un filete magro, a la parrilla o asado, pescado a la parrilla o marisco. Escoja verduras al vapor y una ensalada grande (repito: con aderezo aparte o en un rociador). Aunque un cóctel de gambas en ocasiones está bien, tenga cuidado con las salsas y cremas, verduras con crema, salsa de queso y platos gratinados. Todos están cargados de grasa.

Restaurantes italianos

Incluso en mis restaurantes favoritos, yo tengo que vigilar para no comer demasiada pasta ni salsas cremosas altas en grasa. Aconsejo comenzar con una sopa (minestrone, pasta fagioli o de tomate) y una ensalada grande. Limite el pan y el aceite de oliva, que tiene 120 calorías por cucharada. Buenas opciones para entrantes incluyen pollo a la parrilla, pescado, mariscos, ternera y filete. Evite los platos fritos o con Parmesano, como pollo o ternera a la parmesana. Pida que sus verduras sean al vapor, y evite la pasta o haga que esté cocinada al dente. No coma demasiada pasta; la cantidad debería tener aproximadamente el tamaño de una pelota de tenis. Evite las salsas cremosas llenas de grasa, el queso y la salsa pesto.

Restaurantes mexicanos

La comida mexicana normalmente está cargada de grasa y féculas, comenzando con las tortillas. Ya que estos caprichos muy fritos están llenos de calorías, pida a su camarero que las quite de la mesa. En cambio, la sopa de tortilla sin los pedazos y la sopa de frijoles negros son buenos entrantes. Además, tenga cuidado con los entrantes mojados en queso fundido, que automáticamente aumenta en el conteo de grasas.

A pesar de los peligros, a mí me gusta la comida mexicana, y normalmente escojo fajitas con pollo. También puede pedir res o gambas, y la carne normalmente está poco frita o a la parrilla, lo cual significa que es más sana. Añada ingredientes como salsa, cebollas, lechuga, frijoles y guacamole. Tenga cuidado de comer demasiado queso y crema agria; evítelos si es posible, ya que los restaurantes rara vez sirven variedades sin grasa.

En cuanto a los frijoles, escoja rojos o negros pero no refritos, ya que son altos en grasa. Evite el arroz. Si hay ensalada, disfrute de una grande antes de su entrante. Evite la tortilla, y haga su fajita con hojas de lechuga.

Restaurantes chinos, tailandeses o vietnamitas

Normalmente son buenas opciones, dado que su carne o marisco están horneados, al vapor o poco fritos. El vapor es normalmente el método más sano. Algunos restaurantes chinos sofríen su carne en excesivo aceite, utilizando tanto como media taza. En lugar de arroz frito o fideos fritos, escoja arroz integral. Recuerde que comer arroz blanco es como comer azúcar. A veces los restaurantes le permitirán sustituir una ración de arroz por verduras. Si eso no es posible, tome de dos a tres cápsulas de fibra y no coma más de una ración de arroz del tamaño de una pelota de tenis. Evite la salsa agridulce, los alimentos muy fritos o doblemente cocinados (que son altos en grasas y calorías) y las salsas aceitosas (como de pato). Como entrante, puede escoger wonton o sopa de huevo en lugar de rollitos de huevo muy fritos.

La desventaja de muchos restaurantes chinos es que muchos utilizan glutamato monosódico (MSG) para potenciar los sabores de los platos principales. Yo recomiendo encontrar uno que no utilice MSG o esté dispuesto a no utilizarlo en los platos que usted pida. El MSG tiene numerosas reacciones potenciales. La más común es estimular el apetito, haciendo que usted vuelva a sentir hambre en un par de horas. Lo más importante, el MSG puede conducir a graves dolores de cabeza, palpitaciones y dificultad para respirar. (Para más información sobre el MSG, refiérase a mi libro *Los siete pilares de la salud*).

Restaurantes japoneses

La comida japonesa es normalmente baja en grasas y presenta muchas verduras. Desgraciadamente, también es alta en sodio, primordialmente debido al uso abundante de la salsa de soja. Como solución fácil para esto es añadir solamente una pequeña cantidad de salsa de soja adicional a su comida. El sushi está bien; algunos restaurantes lo preparan con arroz integral. Verduras al vapor, sopas de verduras y ensaladas con aderezos aparte son también buenas elecciones. Marisco, pollo y res pueden cocinarse al estilo teriyaki. El pescado puede hacerse al vapor o sofrito. Tenga cuidado con comer demasiado arroz, y evite los alimentos fritos.

Restaurantes indios

Muchos restaurantes indios contienen grandes raciones de ghee (mantequilla aclarada) o aceite, y por eso es mejor encontrar un restaurante que esté dispuesto a limitar la cantidad que utilicen en los platos que usted pida. El pescado cocinado al estilo tandoori (rostizado) o a la parrilla, pollo, res y gambas son buenas elecciones. Evite los alimentos muy fritos y las salsas, como la salsa marsala y la salsa de curry, que son altas en grasas. Si tiene que comerlas, haga que se las pongan aparte. También, es mejor evitar los panes: un elemento importante de la comida india. Si come alguno, sin embargo, escoja pan horneado *nan* en lugar del pan frito *chapatis*.

Restaurantes franceses

Aunque la cocina francesa normalmente es alta en grasas, la mayoría de restaurantes franceses sirven raciones más pequeñas que los restaurantes comunes. En años recientes ha surgido un nuevo tipo de cocina francesa, llamada la nueva cocina, que generalmente es más baja en grasas. Sea cual sea el estilo que usted escoja, seleccione carnes o pescado a la parrilla o al vapor. Evite los alimentos horneados en salsas de queso o cremosas, o haga que las salsas las sirvan aparte, y no consuma demasiada. La mayoría de restaurantes franceses sirven abundantes verduras y frutas; haga que constituyan la mayor parte de su comida. Debido a que estos restaurantes son conocidos por sus pasteles y postres, es mejor evitarlos o pensar sabiamente si pide un postre. Saboree unos cuantos bocados y comparta el resto.

Restaurantes estilo casero

Los alimentos en estos restaurantes son normalmente altos en grasas; los platos principales normalmente son fritos. Las verduras normalmente están cargadas de salsa, mantequilla o aceite. Buenas opciones incluyen pollo, pavo o res a la parrilla con verduras al vapor. La sopa de verduras o una ensalada (con el aderezo aparte) también son buenas elecciones. Evite los panecillos grandes y la mantequilla y los fritos. Escoja frijoles como judías lima o pintas. Si tiene que comer salsa, haga que la pongan aparte y úsela escasamente. Aunque yo fui criado en la cocina sureña, he aprendido que puedo disfrutar de los alimentos sin todas las salsas y opciones fritas.

CONSEJOS PARA COMPRAR EN LOS SUPERMERCADOS

Ahora que ha aprendido más acerca de decidir sabiamente en los restaurantes, necesita información sobre una compra sana en el supermercado. Muchos de mis pacientes comienzan programas alimentarios con un mal paso. Sabotean sus primeros esfuerzos de pérdida de peso llenando sus refrigeradores y despensas de alimentos basura, procesados, azucarados y altos en grasas.

Al igual que con los restaurantes, la compra en los supermercados necesita planificación de antemano para evitar las trampas comunes del mercado. Al igual que los restaurantes, los supermercados están cuidadosamente diseñados para atraerle a comprar ciertos alimentos, y grandes cantidades. La regla cardinal es sencilla: *coma antes de comprar.* Si llega con hambre, tendrá muchas probabilidades de agarrar demasiados antojos.

No es coincidencia que cuando usted entra en un supermercado sea golpeado por el aroma de pasteles y galletas recién horneados. Si tiene usted algo de hambre, decide saciarla rápidamente. Tampoco es solamente usted; cada decisión en el supermercado afecta a todos en su familia. Usted puede moldear el futuro de sus hijos sencillamente con lo que almacena en su casa.

Cada viaje debería comenzar en casa haciendo una lista solamente de los productos que necesite. Eso le hace ser menos propenso a comprar por impulso. Intente enumerar exactamente marcas y cantidades; si se enfrenta a un precio de oferta de una alternativa alta en calorías y en grasas, será más probable que se mantenga firme.

Compra de perímetro

Comencemos nuestro recorrido viendo lo que hay en el perímetro. Los alimentos más sanos normalmente están situados en los pasillos exteriores. Es ahí donde usted tiene que comenzar a llenar su carrito con compras inteligentes.

Frutas y verduras

Como expliqué anteriormente, la mitad de su plato en el almuerzo y en la cena debería estar formado por verduras. Querrá pasar una cantidad adecuada de tiempo en esta sección para escoger una variedad de verduras y frutas de bajo glicémico. Desgraciadamente, la mayoría de personas siempre compran las mismas frutas y verduras, y rara vez prueban algo diferente. Al intentar perder peso, probablemente comerá más verduras que en el pasado, y por eso le reto a probar cosas nuevas. En el proceso puede que descubra una nueva verdura o fruta favorita.

Mi esposa, Mary, compra verduras y ensaladas orgánicas empaquetadas, que pueden ahorrar la mitad de tiempo de preparación. Además de comerlas crudas, Mary y yo con frecuencia cocemos al vapor, sofreímos o cocinamos al grill las verduras. Para darles más sabor, añadimos especias, aderezos o condimentos como Molly McButter o Butter Buds. Estas dos alternativas no tienen grasa ni colesterol y son bajas en calorías (5 calorías por cucharada).

A medida que compre, escoja varios colores de frutas y verduras. Cada color ofrece únicos y protectores fitonutrientes y antioxidantes. Los fitonutrientes desempeñan un importante papel en la prevención de varios cánceres y enfermedades del corazón. Debido a que hay literalmente cientos, y todos tienen tremendos beneficios para la salud, yo insto a las personas a intentar comer todos los colores del arco iris cada día.

Recuerde también los mercados de agricultores. Están experimentando un resurgir, gracias a que las personas más jóvenes quieren producción fresca, orgánica y cultivada localmente. En los Estados Unidos, la mayoría de alimentos que usted encuentra en un supermercado han viajado un promedio de más de mil quinientas millas (2.500 km) desde la granja que los cultivó.[3] Los mercados de agricultores ofrecen una alternativa al recorrido de largas distancias y están por todo el país. Con frecuencia ofrecen una amplia variedad de productos.

Otra fuente estupenda es la agricultura apoyada comunitariamente (CSA). Eso le permite comprar productos orgánicos directamente a los agricultores locales. La CSA crea un sentimiento de comunidad al conectar a agricultores y consumidores, además de establecer una relación de apoyo mutuo y una operación agrícola económicamente estable. Puede encontrar más información en www.nal.usda.gov/afsic/pubs/csa/csa.shtml.

Carnes y pescado

Aún en el perímetro, las carnes normalmente se encuentran en la parte de atrás. Escoja siempre cortes magros; yo aconsejo carne y aves de corral, orgánicas y libres de medicamentos y de hormonas. La mayoría de ganado se alimenta con grano, lo cual significa una carne con más grasa. Pida al carnicero que quite toda la grasa visible. También puede comprar carne asada magra.

Ya que la mayoría de embutidos de cerdo tienen grasa, son altos en sodio y contienen nitritos y nitratos, que forman nitrosaminas causantes de cáncer, busque embutidos bajos en socio, en grasas y libres de nitritos y nitratos. El pollo y el pavo son buenas elecciones que puede comprar como embutidos o partes enteras libres de nitritos y nitratos. Las tiras de pollo forman buenas fajitas y son buenas en un plato poco frito.

Salmón salvaje, sardinas, mero y tilapia constituyen estupendas elecciones de pescado. Escoja pescado salvaje en lugar de pescado de criadero, ya que el segundo normalmente tiene niveles más altos de productos químicos, incluyendo PCB y metales pesados. Aunque el atún tiene moderadas cantidades de mercurio, el atún pequeño o el atún tongol generalmente son más bajos en mercurio y están disponibles en la mayoría de tiendas de salud. Puede comer marisco (gambas, cangrejos, langostas y ostras) ocasionalmente, pero asegúrese de que estén bien cocinados.

También puede comer cerdo magro (jamón, costillas de cerdo, asado o filete) ocasionalmente; sin embargo, asegúrese de que el carnicero elimine toda la grasa visible. Evite las salchichas debido a su alto contenido en grasa. Aunque el beicon contiene muchas grasas saturadas, cierto beicon de pavo libre de nitritos es aceptable (y delicioso). También puede escoger gallinas de Cornualles, ternera, cordero, pavo, bisonte o alce: todos ellos normalmente bajos en grasas.

Lácteos

Con excepción de quienes son alérgicos a los lácteos o intolerantes a la lactosa, a la mayoría de personas les gustan los productos lácteos; sin embargo, no todos los lácteos son sanos. Si es posible, siempre opte por los orgánicos. Si son demasiado caros, puede escoger productos normales libres de grasa o bajos en grasa. Yo recomiendo kéfir o yogur natural bajo en grasa o sin grasa, al igual que pequeñas cantidades de leche y quesos bajos en grasa o sin grasa. Pero no coma lácteos diariamente, sino rote pequeñas cantidades cada tres o cuatro días. Otras sabias elecciones incluyen el queso cottage sin grasa, queso ricotta, queso de leche desnatada y Laughing Cow Light. Escoja mantequilla orgánica pero utilícela escasamente, pues sigue teniendo un alto contenido en grasa.

También, si experimenta congestión nasal por comer productos lácteos, elimine todos los quesos. Si eso no ayuda, pruebe productos de leche de cabra bajos en grasa o sin grasa. Utilice la precaución y moderación con los lácteos, y no tenga el hábito de comerlos cada día.

Ya tiene más frío

A continuación está la sección de alimentos congelados. Si no hay verduras frescas, escoja verduras congeladas. Ya que se congelan en su punto ideal de madurez, estas verduras frías pueden contener más nutrientes y antioxidantes que las frescas, especialmente las que se transportan por el país, un proceso que puede causar que pierdan nutrientes.

Comidas congeladas

El americano promedio cocina y come una comida congelada unas seis veces al mes; como país, gastamos casi seis mil millones de dólares al año en comidas congeladas.[4] Por esta y otras razones, las comidas congeladas ocupan más espacio que cualquier otro tipo de alimento congelado. Yo prefiero que mis pacientes coman alimentos frescos en lugar de comidas congeladas. La clave es encontrar selecciones sabrosas que satisfagan pero que sigan siendo sanas, y no saboteen la pérdida de peso.

Uno de los factores más importantes para encontrar un buen producto es aprender a leer la etiqueta nutricional. Muchas comidas congeladas light contienen menos de 300 calorías, 8 gramos de grasa o menos, y no son satisfactorias para la mayoría de personas (especialmente los hombres). Sin embargo, las comidas que son más satisfactorias con frecuencia rebosan de grasa, sodio y fécula. Esta es otra razón para evitar la mayoría de comidas congeladas.

Criterios para escoger una comida congelada sana

- Los hombres pueden consumir hasta 550 calorías, mientras que las mujeres deberían apuntar a 250 a 400. (La mayoría de hombres pueden escoger dos productos bajos en calorías si cada uno tiene 275 calorías o menos).

- Escoja comidas con menos de 15 gramos de grasa y menos de 7,5 gramos de grasas saturadas. Asegúrese de que no contengan ningunas grasas trans, hidrogenadas o parcialmente hidrogenadas.

- Escoja comidas con 600 miligramos o menos de sodio.

- Busque al menos 3 gramos de fibra; se prefieren de 5 a 10. Puede suplementarlo con cápsulas de fibra o fibra en polvo para llegar a los 10 gramos.

- Debería tener preferiblemente alrededor de 40 gramos de carbohidratos o menos, y siempre es mejor evitar el trigo, la fécula de maíz y el arroz blanco.

- Debería contener al menos 15 gramos de proteína.

- Debería contener menos de 15 gramos de azúcares totales, incluyendo jarabe de maíz y dextrina de malta.

Sé que estas pautas pueden parecer abrumadoras, pero es importante elegir de manera sana leyendo la información nutricional en la etiqueta. Muchas personas escogen comidas congeladas bajas en calorías que cumplen con varios criterios pero no satisfacen su hambre. Por eso es bueno complementar las comidas congeladas con una ensalada grande y algunas verduras al vapor o un bol de sopa de verduras o de frijoles.

Algunas de mis favoritas son comidas orgánicas certificadas de Helen's Kitchen. Otras buenas elecciones incluyen Healthy Choice, Kashi, South Beach Living, Lean Cuisine o Smart Ones. A continuación hay una muestra:

Healthy Choice

- Traditional Turkey Breast With Gravy and Dressing: 300 calorías, 550 mg de sodio, 4 gr de grasa, 42 gr de carbohidratos, 21 gr de proteína, 6 gr de fibra

- Sesame Chicken: 230 calorías, 600 mg de sodio, 6 gr de grasa, 35 gr de carbohidratos, 12 gr de proteína, 3 gr de fibra

- Rosemary Chicken With Sweet Potatoes: 180 calorías, 500 mg de sodio, 2,5 gr de grasa, 26 gr de carbohidratos, 12 gr de proteína, 5 gr de fibra

- Roasted Chicken Verde: 230 calorías, 500 mg de sodio, 3,5 gr de grasa, 35 gr de carbohidratos, 14 gr de proteína, 3 gr de fibra

- Honey Balsamic Chicken: 220 calorías, 540 mg de sodio, 3.5 g de grasa, 34 gr de carbohidratos, 12 gr de proteína, 5 gr de fibra

- Portabello Parmesan Risotto: 220 calorías, 590 mg de sodio, 4 gr de grasa, 35 gr de carbohidratos, 9 gr de proteína, 4 gr de fibra

Kashi

- Chicken Pasta Pomodoro: 280 calorías, 470 mg de sodio, 6 gr de grasa, 38 gr de carbohidratos, 19 gr de proteína, 6 gr de fibra

Lean Cuisine

- Chicken Florentine Lasagna: 290 calorías, 650 mg de sodio, 6 gr de grasa, 37 gr de carbohidratos, 21 gr de proteína, 3 gr de fibra

Smart Ones (Weight Watchers)

- Picante Chicken and Pasta: 260 calorías, 480 mg de sodio, 4 gr de grasa, 32 gr de carbohidratos, 23 gr de proteína, 4 gr de fibra

La mayoría de comidas congeladas, incluso algunas de las enumeradas anteriormente, no contienen la mezcla perfecta de combustible para la pérdida de peso, ya que normalmente son más altas en contenido en carbohidratos y azúcar y bajas en proteínas. Por tanto, no las coma en todas las comidas o ni siquiera una vez al día. Limítelas a una o dos veces por semana.

PRECAUCIÓN: ENTRAR EN LOS PASILLOS INTERIORES

Necesita tener precaución cuando entra en los pasillos interiores de los supermercados. Muchos productos son llamativos y están empaquetados atractivamente y a la vez cargados de azúcares, grasas y calorías. Aquí encontrará alimentos procesados, alimentos basura e incontables alimentos sintéticos y tentadores altos en calorías.

Cereales

Escoja avena a la antigua en lugar de avena procesada. Añada canela y algunas bayas, cocínelas en la avena y endúlcelas con stevia o xilitol. Yo he descubierto que al eliminar la mayoría de los granos, especialmente el trigo y el maíz, la mayoría de pacientes comenzarán a perder grasa abdominal. Comer avena cada dos a cuatro días es aceptable.

Pastas y arroz

Evite la pasta y el arroz para perder principalmente grasa abdominal, pero al final se permiten pequeñas cantidades de arroz integral o salvaje y pasta al dente.

Panes

Es mejor evitar el pan para perder grasa abdominal, pero el pan de mijo puede rara vez comerse una vez cada tres o cuatro días. Sabe mejor tostado. Finalmente, cuando se haya perdido gran parte de la grasa abdominal, puede escoger comer Ezequiel 4:9 u otros panes germinados con moderación.

Aceites

Mi aceite favorito es el aceite de oliva virgen extra y los otros aceites monoinsaturados, incluyendo aguacate, almendras, anacardos, avellanas, pacanas, nueces de macadamia, cacahuates, semillas de girasol, semillas de calabaza y mantequilla de frutos secos. También, las semillas de linaza y el aceite de semilla de linaza son favoritos, ya que contienen grasas omega-3 antiinflamatorias. También lo son el salmón salvaje, las sardinas y las anchoas. Si escoge otros, asegúrese de que sean aceites vegetales o de frutos secos prensados en frío, como el aceite de oliva virgen extra, el aceite de cáñamo alto oleico y el aceite de girasol. Sin embargo, incluso los aceites sanos siguen estando cargados de calorías, aproximadamente 120 calorías por cucharada. Tome el aceite con moderación.

Ahora ha completado la mayoría de sus compras en el supermercado y debería haber evitado comprar muchos alimentos que sabotean los esfuerzos para perder peso. Su despensa y refrigerador ahora contendrán los alimentos que satisfarán su apetito y le permitirán perder peso.

Capítulo 11
SUPLEMENTOS QUE APOYAN LA PÉRDIDA DE PESO Y QUEMAN GRASA ABDOMINAL

¿HA VISTO ALGUNA vez *The Red Green Show*? La serie nada convencional presenta a Steve Smith como Red Green, que interactúa con su desventurado sobrino, Harold, y otros personajes chiflados en Possum Lodge. Aunque dejaron de filmar nuevos episodios en el año 2006, se siguen reponiendo en la televisión canadiense, Comedy Network, y en varios canales de Public Broadcasting System. Red siempre está buscando atajos para reparar autos, hacer mejoras en la casa o invenciones inusuales, normalmente terminando con resultados fracturados. Su solución para todos los problemas: cinta adhesiva. Él la denomina el arma secreta del manitas.

Demasiadas personas son igualmente ingenuas cuando se trata de arreglar sus problemas de peso. En lugar de cinta adhesiva, piensan que cierta píldora dietética hará maravillas o que beberse la bebida saludable de moda unas veces al día de repente hará desaparecer sus kilos. Muchas personas están buscando en vano una píldora mágica que les permita poder comer todo lo que quieran, no hacer nunca ejercicio, y aún así perder peso. Para citar un viejo cliché: "Eso no va a suceder".

Está claro que cosas como las anfetaminas puede que

parezcan hacer milagros durante un tiempo. Suprimen el apetito y aceleran el metabolismo, permitiéndole perder peso temporalmente; sin embargo, las reacciones adversas pueden ser extremas: insomnio, nerviosismo, palpitaciones, dolores de cabeza, arritmias, angina, ataque al corazón, derrame cerebral, hipertensión, hostilidad, conducta agresiva y adicción, por nombrar algunas. Las anfetaminas también pueden empeorar la depresión y la ansiedad. Cuando usted deja de tomarlas, las reacciones pueden ser tan graves como las que acabo de enumerar. Una respuesta común al dejar de tomarlas entre los usuarios: recuperar el peso que perdieron, y aún más.

EN BUSCA DE LA PANACEA

Durante años, doctores, investigadores, compañías farmacéuticas y empresas nutricionales han ido a la caza de "la píldora para poner fin a todas las dietas". A principios de los años noventa, los investigadores creyeron haberla encontrado por medio de combinar dos supresores del apetito: fentermina y fenfluramina. Conocido como fen-fen, este combinado suprimía de manera efectiva el apetito y se convirtió en un éxito. Los individuos perdían peso y no lo recuperaban mientras seguían tomando la medicación. Estudios revelaron resultados asombrosos: como promedio, la mayoría de usuarios perdió casi el 16 por ciento de su peso corporal solamente en ocho meses. Como ejemplo, eso se corresponde con una persona que pese 200 libras (92 kilos) y pierda unas impresionantes 32 libras (15 kilos).

Dispuestos a pagar

Las ventas de medicamentos para perder peso en los Estados Unidos han sobrepasado la marca de los mil millones de dólares, cruzando ese umbral en el otoño de 2010.[1]

Como sería de esperar, esos resultados estimularon la formación de clínicas para perder peso por toda América, en las que los doctores recetaban este combinado milagroso; sin embargo, después de solo unos años de uso, un pequeño porcentaje de los usuarios murió de una enfermedad muy rara denominada hipertensión pulmonar primaria (PPH), que afectó a varios pacientes de entre cien mil, y aproximadamente la mitad de ellos finalmente necesitó un trasplante de corazón-pulmón para sobrevivir. Para crédito de ellas, las empresas de medicamentos inmediatamente retiraron las dos medicinas fenfluramina, Pondimin y su derivado, Redux, del mercado. Sin embargo, las autoridades encontraron que la fentermina era relativamente segura.

Unos años después, las empresas de suplementos volvieron a creer que habían encontrado la píldora mágica, combinando la hierba efedra con cafeína, que también demostró ser una auténtica fórmula para disminuir el apetito y quemar grasa. Una vez más, con los años tanto la eficacia como la seguridad de la efedra fueron cuestionadas. La efedra se ha relacionado con graves efectos secundarios, incluyendo arritmias, ataque al corazón, derrame, hipertensión, psicosis, ataques e incluso la muerte. Para mostrar la importante preocupación que esto supone, considere una única estadística del Instituto Nacional de Salud: los productos que contienen efedra constituyen menos del 1 por ciento de todas las ventas de suplementos dietéticos; sin embargo, esos productos son responsables de un increíble 64 por ciento de reacciones adversas de suplementos dietéticos.[2]

Debido a preocupaciones por la seguridad, en el año 2004 el Departamento de Control de Alimentos y Medicamentos (FDA) prohibió los productos de efedra en los Estados Unidos. Aunque un tribunal federal más adelante levantó la prohibición, las empresas se las arreglan vendiendo extractos que contienen poco o nada de efedrina. Y algunas hierbas relacionadas, como la naranja amarga (citrus aurantium) y la malva de campo, permanecen en el mercado. Al igual que la efedra, los suplementos de naranja amarga se han relacionado con derrames, paro cardiaco, angina, ataque al corazón, arritmias ventriculares y la muerte. Estos productos son potencialmente letales. Yo no los recomiendo a menos que se tomen bajo la dirección y supervisión de un médico informado.

Entre otras hierbas que causan preocupación está la aristolochia, que se encuentra en algunos suplementos herbales chinos para la pérdida de peso y puede que ni siquiera esté enumerada como ingrediente. La aristolochia es una conocida toxina para el riñón y carcinógeno en los seres humanos. También hay productos que contienen usnea (ácido úsnico), un líquen para la pérdida de peso que puede causar grave toxicidad en el hígado. Además, algunas píldoras dietéticas brasileñas se ha descubierto que están contaminadas con anfetaminas y otros medicamentos con receta.[3]

Alli y los efectos secundarios del hydroxycut

Alli, una de las píldoras dietéticas más comunes que se compran sin receta, puede causar cambios intestinales en sus usuarios. Esos cambios, que resultan de la grasa no digerida que pasa por el sistema digestivo, pueden incluir gases con pérdida aceitosa, heces sueltas o diarrea, movimientos intestinales más frecuentes y urgentes, y movimientos intestinales difíciles de controlar.

Los productos Hydroxycut fueron revisados en mayo de 2009 después de haber recibido informes de insuficiencia hepática mortal y enfermedades hepáticas en individuos que tomaban los productos para perder peso. Según *World Journal of Gastroenterology*, un ingrediente en el Hydroxycut de una fruta llamada *Garcinia cambogia* causaba la enfermedad y la insuficiencia hepática.[4]

La intención es suplementar, no sustituir

Espero que a estas alturas usted entienda que por cada supuesta píldora mágica para la pérdida de peso se ciernen a su lado potenciales efectos secundarios peligrosos. Desgraciadamente, a menudo permanecen ocultos hasta que miles, si no millones, de esperanzadas personas que hacen dieta se los hayan tomado. Algunas han muerto. Permita que le recuerde que el fundamento de la pérdida de peso es sencillo: un plan dietético sano y actividad física regular. La razón principal por la cual las personas tienen sobrepeso o son obesas es demasiada ingesta de calorías y muy poca actividad física. Punto.

Un suplemento para la pérdida de peso es un producto nutricional o herbal con la intención de ayudar en su plan sano de comidas y actividad con el objetivo final de perder peso. Un suplemento se pone al lado; no sustituye.

No sea engañado por el astuto marketing que promete otra cosa. La pérdida de peso y los suplementos dietéticos no están sujetos a las mismas normas que los medicamentos con recetas o los medicamentos que se venden sin receta. Pueden ser puestos en el mercado solamente con una prueba limitada de seguridad o eficacia.

Sin embargo, hay algunos suplementos dietéticos seguros y bastante eficaces que parecen prometedores para la pérdida de peso. Cada suplemento tiene su propio mecanismo único de acción para la pérdida de peso, y algunos tienen más de uno. He situado estos suplementos beneficiosos y demostrados en las siguientes categorías:

- Agentes termogénicos (agentes que queman grasa)
- Supresores del apetito
- Suplementos para aumentar la saciedad
- Suplementos para mejorar la sensibilidad a la insulina
- Suplementos para aumentar la producción de energía

Hay muchas causas de la obesidad; sin embargo, el envejecimiento es una de las más comunes. Eso se debe a una disminución en el gasto de energía relacionada con la edad. Según los científicos, esto puede causar que el cuerpo almacene de 120 a 190 calorías en exceso diariamente. Esto puede significar de 13 a 20 libras (6 a 9 kilos) de grasa corporal extra al año.[5] Ya que hay muchas causas de obesidad, recomiendo añadir algunos suplementos nutricionales seguros que funcionan mediante diferentes mecanismos, como agentes termogénicos, supresores naturales del apetito que aumentan la saciedad, suplementos que aumentan la sensibilidad a la insulina y productos energéticos. Para tratar la hipertensión, las enfermedades del corazón, la diabetes y otras enfermedades, los doctores añaden diferentes medicamentos con diferentes mecanismos de acción porque cuando se combinan, su acción es sinergética y más potente. Ahora tenemos suplementos naturales y seguros que funcionan mediante diferentes mecanismos para ayudar a los individuos a perder peso. Combinarlos normalmente aumentará su eficacia.

El verde es bueno

Un estudio descubrió que después de tres meses de tomar extracto de té verde, el peso corporal general disminuía un 4,6 por ciento, mientras que la circunferencia de cintura disminuía casi un 4,5 por ciento.[6]

Agentes termogénicos (queman grasa)

El término *termogénico* describe el medio natural del cuerpo de elevar su temperatura para quemar más calorías. Más concretamente, la termogénesis es el proceso de poner en marcha el cuerpo para que queme grasa corporal blanca, que es el tipo de grasa que con frecuencia acumulamos a medida que envejecemos, el tipo que normalmente vemos en las personas con sobrepeso u obesas. Los agentes termogénicos, entonces, son quemadores de grasa que ayudan a aumentar el ritmo de descomposición de grasa corporal blanca. Afortunadamente, la mayoría de agentes termogénicos inseguros han sido retirados del mercado.

Té verde

El té verde y el extracto de té verde son mis suplementos favoritos para perder peso. El té verde se ha utilizado durante miles de años en Asia como té y también como medicamento herbal. Tiene dos ingredientes clave: una catequina llamada epigallocatequina gallate (EGCG) y cafeína. Ambos conducen a la secreción de más epinefrina, la cual entonces aumenta el ritmo metabólico. Finalmente, el té verde promueve la oxidación de grasa, que quema grasa. También aumenta el ritmo al cual usted quema calorías durante un período de veinticuatro horas.

Una dosis diaria eficaz de EGCG es de 90 miligramos o más, que puede consumirse bebiendo de tres a cuatro tazas de té verde al día. No le añada azúcar, miel o edulcorantes artificiales, aunque puede utilizar el edulcorante natural stevia.

Investigadores italianos crearon un fitosoma de té verde combinando polifenoles del té verde con fosfolípidos, lo cual causó un significativo aumento en la absorción de los polifenoles, incluyendo EGCG. Una prueba clínica hizo participar a cien sujetos con bastante sobrepeso. La mitad del grupo recibió el fitosoma del té verde en una dosis de dos pastillas de 150 miligramos diariamente. Ambos grupos siguieron una dieta reducida en calorías (1850 calorías al día para los hombres y 1.350 calorías al día para las mujeres). Sin embargo, después de cuarenta y cinco días, el grupo de control perdió un promedio de cuatro libras (casi 2 kilos) y el grupo del fitosoma del té verde perdió un promedio de 13 libras (6 kilos), aproximadamente el triple que el grupo de control. Después de noventa días, el grupo de control perdió un promedio de 9,9 libras (4,5 kilos); el grupo del té verde perdió 30,1 libras (13,5 kilos). El grupo del fitosoma del té verde vio un 10 por ciento de disminución de circunferencia de cintura, pero el grupo de control solamente vio un 5 por ciento de reducción.[7] Además de beber té verde, yo recomiendo 100 miligramos de suplemento de té verde tres veces al día (véase el Apéndice B).

Extracto de granos de café verde

Un estudio controlado con placebo reportó en enero de 2012 que el extracto de granos de café verde produjo pérdida de peso en el 100 por ciento de participantes con sobrepeso. Durante veintidós semanas, se les administró a los participantes 350 mg de extracto de granos de café verde dos veces al día. No cambiaron sus dietas, un promedio de 2.400 calorías por día, pero sí quemaron 400 calorías por día con ejercicio. Los resultados incluyeron:

- Una pérdida de peso promedio de 17,6 libras (8 kg), y algunos sujetos perdieron 22,7 libras (10 kg)
- Una disminución media de grasa corporal del 4,4 por ciento, con algunos sujetos que la disminuyeron hasta un 6,4 por ciento
- Una disminución media de IMC de 2,92 puntos
- Una mayoría de participantes (85,7 por ciento) pudieron mantener la pérdida de peso después de completar el estudio
- Ningún efecto secundario[8]

Entonces, ¿cómo funciona? El fitonutriente clave en el extracto de granos de café verde es el ácido clorogénico, que tiene la capacidad de disminuir la absorción de glucosa, grasas y carbohidratos de los intestinos y disminuir así la absorción de calorías. También tiene efectos positivos en el modo en que su cuerpo procesa la glucosa y las grasas, y ayuda a disminuir el azúcar en la sangre y los niveles de insulina.

Beber café no le produce los mismos efectos, y también puede causar problemas de sueño para algunas personas. Debido al tueste, la mayor parte del ácido clorogénico en el café es destruido. (El café ligeramente tostado tiene más ácido clorogénico que el café muy tostado, pero la cantidad sigue siendo demasiado baja).

En comparación, el extracto es mucho mejor. Los extractos de granos de café verde deberían contener un 45 por ciento o más de ácido clorogénico. Además, el extracto de granos de café verde solo contiene unos 23 mg de cafeína por taza, contrariamente a una taza de café con 100 mg de cafeína. Por eso además de, o en lugar de, beber café, recomiendo 400 mg de extracto de granos de café verde tomados treinta minutos antes de cada comida. (Véase el Apéndice B).

Meratrim

Meratrim es una mezcla de dos extractos de plantas que ha demostrado en dos estudios independientes controlados con placebo que reduce significativamente el peso corporal, el IMC y el contorno de cintura en ocho semanas cuando se usa con una dieta y un plan de ejercicio. Los estudios muestran que 400 mg de Meratrim dos veces por día lograron esos resultados al interferir en la acumulación de grasa y a la vez aumentar simultáneamente la quema de grasa. [9] (Véase el Apéndice B).

Refuerzo tiroideo

Todos los pacientes obesos deberían ser analizados para hipotiroidismo, incluyendo los análisis de sangre TSH, Free T3, Free T4 y anticuerpos tiroideos peroxidasa para descartar la tiroides y crisis de Hashimoto, la causa más común del bajo funcionamiento del tiroides. Si un paciente tiene baja temperatura corporal (menos de 98 grados Farenheit), lo más probable es que tenga un metabolismo lento y puede que tenga una lenta función tiroidea.

Es especialmente importante optimizar el nivel de sangre Free T3 para mejorar el ritmo metabólico. El rango normal de T3, según el laboratorio que yo utilizo, es de 2,1 a 4,4. Yo intento optimizar el nivel de T3 hasta un rango de 3,0 a 4,2 utilizando Levothyroxine (T4) y pequeñas cantidades de Liothyronine (T3). A veces puedo optimizar los niveles de T3 con suplementos naturales, incluyendo Metabolic Advantage o suplementos de yodo (véase el Apéndice B).

También realizo normalmente un análisis de laboratorio para ver si un paciente es bajo en yodo antes de comenzar con suplementos de yodo. Según la Asociación Americana de Tiroides, el 40 por ciento de la población mundial está en riesgo de deficiencia de yodo.[10]

Supresores del apetito

Estos suplementos generalmente actúan sobre el sistema nervioso central para disminuir el apetito o crear una sensación de saciedad. Aunque algunos medicamentos en esta categoría incluyen fenilpropanolamina propensa a riesgos (que se encuentra en productos como Dexatrim), he descubierto algunos suplementos seguros y naturales que son muy eficaces como supresores del apetito.

L-triptofano y 5-HTP

El L-triptofano y el 5-hidroxitriptofano (comúnmente conocido como 5-HTP) son aminoácidos que ayudan al cuerpo a fabricar serotonina. La serotonina ayuda en el control de los antojos de carbohidratos y azúcar. El L-triptofano y el 5-HTP también funcionan como antidepresivos naturales. Si está tomando medicamentos para la migraña llamados triptanos o antidepresivos SSRI (inhibidores selectivos de reabsorción de serotonina), debería hablar con su médico antes de tomar ningún suplemento. La dosis típicas de L-triptofano es de 500 a 2000 mg al irse a la cama, Para el 5-HTP es normalmente de 50 a 100 mg de una a tres veces al día o de 100 a 300 mg al irse a la cama. Serotonin Max es un suplemento excelente que ayuda a impulsar naturalmente los niveles de serotonina (véase el Apéndice B).

¿De qué sirve si una píldora puede hacerlo?

Los investigadores de marketing han descubierto que cuanto más se demuestra que un medicamento es eficaz en la pérdida de peso, más relajados son los esfuerzos del usuario para continuar comiendo bien y haciendo ejercicio. Quienes toman píldoras dietéticas con receta o sin receta tienen más probabilidad de participar en comer comida basura y vivir un estilo de vida sedentario.[11]

L-tirosina, N-acetil L-tirosina y L-fenilalanina

L-tirosina, N-acetil L-tirosina y L-fenilalanina son aminoácidos que se producen naturalmente y se encuentran en numerosos alimentos proteínicos, incluyendo queso cottage, pavo y pollo. Ayudan a elevar los niveles de norepinefrina y dopamina en el cerebro, lo cual entonces ayuda a disminuir el apetito y los antojos y mejora su humor (SAM-e es otro aminoácido que ayuda a elevar los niveles de norepinefrina y dopamina). Las dosis de L-tirosina, N-acetil L-tirosina y L-fenilalanina pueden variar desde 500 hasta 2000 mg al día (a veces más), pero deberían tomarse con el estómago vacío. Yo prefiero N-acetil L-tirosina para la mayoría de mis pacientes, ya que el cuerpo lo absorbe mejor que el L-tirosina o el L-fenilalanina. Yo normalmente comienzo con los pacientes en 500 a 1.000 mg de N-acetil L-tirosina tomados treinta minutos antes del desayuno y treinta minutos antes del almuerzo. No recomiendo tomar ninguno de estos suplementos avanzada la tarde, porque pueden interferir en el sueño.

¡Fibra!

Además de PGX, otra estupenda fibra para la pérdida de peso es el glucomanán, hecho de la raíz asiática konjac. El glucomanán es cinco veces más eficaz en la disminución del colesterol cuando se compara con otras fibras como psyllium, fibra de avena o goma guar. Debido a que se expande hasta diez veces su tamaño original cuando se pone en agua, es un estupendo suplemento para tomarlo antes de una comida para reducir su apetito a medida que se expande en su estómago, pero debería tomarlo con 16 onzas de agua o té negro o verde sin endulzar.

Suplementos para aumentar la saciedad

Los suplementos de fibra y los alimentos altos en fibra aumentan los sentimientos de saciedad utilizando varios mecanismos distintos. La fibra ralentiza el pasaje de la comida por el tracto digestivo, disminuye la absorción de azúcares y féculas el estómago y se expande y llena el estómago, disminuyendo el apetito. Aunque la Asociación Americana del Corazón y el Instituto Nacional del Cáncer recomiendan 30 gramos o más de fibra cada día, el americano promedio solamente consume entre 12 y 17 gramos.[12]

Cuando se trata de perder peso y manejar los niveles de azúcar en la sangre, un poco de fibra logra mucho. Un estudio descubrió que el consumo de 14 gramos extra de fibra soluble cada día solamente durante dos días estaba relacionado con un 10 por ciento de disminución en la ingesta calórica.[13] Los suplementos de fibra soluble aumentan significativamente la satisfacción después de las comidas y deberían tomarse antes de cada comida para ayudar en la pérdida de peso. La fibra soluble disminuye el azúcar en la sangre, ralentizando la digestión y la absorción de azúcares y carbohidratos. Esto permite un aumento más gradual del azúcar en la sangre, lo cual disminuye el índice glicémico de los alimentos que usted come. Esto ayuda a mejorar los niveles de azúcar en la sangre.

Fibra PGX

PGX, abreviatura de PolyGlycoPlex, es una mezcla única de fibras muy viscosas que actúan en sinergia para crear un nivel mucho más alto de viscosidad que las fibras individualmente. La viscosidad es la propiedad gelificante. PGX absorbe cientos de veces su peso en agua a lo largo de una a dos horas, y se expande en el tracto digestivo, creando un espeso material gelatinoso. Crea un sentimiento de saciedad, estabiliza el azúcar en la sangre y los niveles de insulina, y estabiliza las hormonas del apetito.

El PGX disminuye el azúcar en la sangre después de comer aproximadamente en un 20 por ciento y disminuye la secreción de insulina aproximadamente en un 40 por ciento. Los investigadores han descubierto que dosis mayores de PGX pueden disminuir el apetito de modo importante. El PGX funciona de modo similar a la banda gástrica y tiene menos efectos secundarios gastrointestinales que otras fibras dietéticas viscosas. Sin embargo, comience lentamente, o puede desarrollar gases.

Tomar fibra soluble antes de las comidas le ayuda a sentirse satisfecho antes y normalmente disminuye la cantidad de calorías que usted consume. Un estudio mostró que 7 gramos del suplemento psyllium antes de una comida disminuía el hambre y la ingesta de alimentos a la vez que estabilizaba el azúcar en la sangre y los niveles de insulina. De hecho, mezclas especiales de fibra, como el glucomanán, xantan y alginate (PGX), parecen ser más eficaces que tomar un único tipo de fibra soluble. En otro estudio, los participantes tomaron seis cápsulas de PGX antes de cada comida. Al final del estudio de tres semanas, quienes tomaron el PGX habían disminuido su grasa corporal en 2,8 por ciento.[14]

La fibra que yo prefiero para los pacientes que quieren perder peso es PGX. Yo comienzo con una cápsula, tomada con 8 a 16 onzas de agua antes de cada comida y refrigerio, y después aumento gradualmente la dosis hasta dos a cuatro cápsulas, hasta que los pacientes pueden controlar su apetito. Tome siempre PGX con las cenas y refrigerios (véase el Apéndice B).

SUPLEMENTOS PARA AUMENTAR LA PRODUCCIÓN DE ENERGÍA

La L-carnitina es un aminoácido que funciona como transportador de energía llevando los ácidos grasos a las mitocondrias, que actúan como las fábricas de energía de nuestras células quemando ácidos grasos para obtener energía. En esencia, la L-carnitina ayuda a nuestro cuerpo a convertir la comida en energía. Los seres humanos sintetizan muy poca carnitina, por eso puede que necesitemos un suplemento de fuentes externas. Esto se aplica especialmente a individuos obesos y más mayores, quienes normalmente tienen menores niveles de carnitina que el segmento de peso promedio de la población. Como se podría esperar, los individuos con insuficiencia de carnitina tienen mayor dificultad para quemar grasa y obtener energía.

Leche, carne, pescado y queso son buenas fuentes de L-carnitina, mientras que la oveja y el cordero también son ricos en este aminoácido. En forma de suplemento, yo recomiendo combinar L-carnitina con ácido lipoico, PQQ (pirroloquinoline quinone) y un suplemento de refuerzo del glutatión para aumentar la producción de energía. Un suplemento de refuerzo del glutatión ayudará a apagar los radicales libres en las mitocondrias, incluyendo peróxido hidroxil y de hidrógeno, que a su vez ayuda a aumentar la producción de ATP y de la energía propia. El PQQ es un potente antioxidante que protege las mitocondrias del daño oxidativo y realmente estimula el crecimiento de nuevas mitocondrias. Las mitocondrias son, hablando figuradamente, las fábricas de energía en nuestras células que producen ATP, que es nuestra moneda de energía. Algunas células como las células miocardiales (células del músculo cardíaco) tienen miles de mitocondrias, y otras células como las células adiposas solo tienen algunas mitocondrias. L-carnitina, acetil-L-carnitina, ácido lipoico, PQQ al igual que los suplementos de refuerzo del glutatión son todos ellos importantes para proteger las mitocondrias, hacer crecer nuevas mitocondrias, apagar el daño oxidativo a las mitocondrias y aumentar la producción de energía. Una forma de carnitina, el acetil-L-carnitina, también puede cruzar la barrera sanguínea cerebral y aumentar la energía de las células cerebrales. Esto tiene numerosos beneficios neuroprotectores y ayuda a aumentar los neurotransmisores en el cerebro. También protege a las neuronas de los efectos del estrés.

En general, yo recomiendo tomar una combinación de L-carnitina y acetil-L-carnitina, ácido lipoico, PQQ y un suplemento de refuerzo del glutatión. Al aumentar su energía, tendrá más probabilidad de hacer ejercicio regularmente y quemar más grasa. El mejor momento de tomar estos suplementos es en la mañana y primera hora de la tarde (antes de las 3:00 de la tarde) con el estómago vacío. Si los toma después, estos suplementos pueden interferir en su sueño (véase el Apéndice B).

También, los suplementos de té verde y N-acetil L-tirosina ayudan a aumentar su energía.

Otros suplementos comunes para ayudar en la pérdida de peso

Irvingia

La irvingia es una planta que produce fruto de las junglas de Camerún en África. La Irvingia gabonensis ayuda a volver a sensibilizar sus células a la insulina. Parece tener la capacidad de revertir la resistencia a la leptina disminuyendo los niveles de proteína C-reactiva (PCR), un mediador inflamatorio. En un estudio doble ciego, 102 voluntarios con sobrepeso recibieron 150 mg de irvingia o un placebo dos veces por día durante diez semanas. Al final del período, el grupo de la irvingia perdió una media de 28 libras (12 kilos) y el grupo del placebo solo perdió una libra (450 gr). El grupo de la irvingia también perdió un promedio de 6,7 pulgadas (17 cm) en contorno de cintura y disminuyó el total de grasa corporal en un 18,4 por ciento. También tuvo un 26 por ciento de reducción en colesterol total, un 27 por ciento de disminución de LDL (colesterol malo), un 32 por ciento de reducción en el azúcar en la sangre en ayunas, y un 52 por ciento de reducción en CPR.[15]

Se cree que la irvingia tiene la capacidad de permitir a la persona perder peso sencillamente disminuyendo los niveles de CPR, lo cual a su vez disminuye la resistencia a la leptina. La leptina es una hormona que le dice a su cerebro que ha comido suficiente y es momento de parar. También aumenta la capacidad de su cuerpo de utilizar la grasa como fuente de energía. También se necesita zinc, de 12 a 15 miligramos por día, que está presente en la mayoría de complejos vitamínicos, para que la leptina funcione de manera óptima.

Desgraciadamente, debido al estilo de vida sedentario de los americanos y los muchos alimentos muy procesados, muchos pacientes obesos y con sobrepeso han adquirido resistencia a la leptina y, como resultado, esta hormona ya no funciona adecuadamente en sus cuerpos. De modo similar a la resistencia a la insulina, la resistencia a la leptina es un estado inflamatorio crónico que contribuye a subir de peso y también a la grasa abdominal. Es también críticamente importante seguir el programa dietético que he bosquejado en este libro, el cual es también una dieta antiinflamatoria. Sencillamente disminuir los alimentos inflamatorios permite a la mayoría comenzar a perder grasa abdominal y también permite que la leptina funcione de modo óptimo.

Yo he utilizado irvingia con pacientes diabéticos

desde 2008 y he visto notables mejoras. La dosis que se recomienda generalmente es de 150 mg de extracto de irvingia estandarizado dos veces por día, treinta minutos antes del almuerzo y la cena.

La controversia de la hoodia

La hoodia es una planta sudafricana parecida a un cactus que puede ayudar a suprimir el apetito. Inicialmente utilizada por los líderes tribales para permitirles hacer largos viajes sin tener hambre, varias fuentes citan miles de años de la historia Bushman para verificar su eficacia. Aunque aquellos cazadores tribales obviamente no habían realizado estudios científicos para demostrar que la hoodia es un efectivo supresor del apetito, un estudio clínico en el año 2001 realizado por una empresa llamada Phytopharm descubrió que individuos que consumían la planta comían 1.000 calorías menos al día que quienes no tomaban hoodia.[16] Uno de los investigadores de la empresa, Richard Dixey, MD, explicó que la hoodia contiene una molécula que es diez mil veces más activa que la glucosa.[17]

Sin embargo, hay un truco. Cuando las noticias de este supuesto suplemento milagroso llegaron a los titulares, docenas (si no miles) de empresas comenzaron a poner en el mercado hoodia, sin tener realmente nada de hoodia sus productos. El resultado fue que se "produjo" más hoodia en un solo año que en toda la historia africana; muy improbable, en el mejor de los casos. Incluso en la actualidad, es posible que gran parte de lo que se vende en los Estados Unidos contenga variaciones ineficaces de hoodia o nada de hoodia. Por tanto, no se fíe de las estratagemas de marketing con esta sustancia.

En resumen

Aunque hay algunos productos cuestionables en el mercado, existe una variedad de suplementos dietéticos seguros, eficaces y que pueden comprarse sin receta para la pérdida de peso. Algunas personas puede que descubran que incorporar una combinación de ellos a su plan de comidas y de actividad funciona aún mejor; otras puede que no necesiten tomar ningún suplemento. La mayoría de mis pacientes con sobrepeso y obesos han descubierto que beber té verde o tomar fitosoma de té verde, ciertos aminoácidos (como Serotonin Max y N-acetil L-tirosina) y suplementos de fibra PGX antes de cada comida y refrigerio (especialmente en la noche) les ayudó a perder peso.

Si sigue experimentando problemas para controlar su apetito o batalla con antojos alimentarios, una menor energía o resistencia a la insulina, probablemente requerirá tomar uno o más de los suplementos que acabo de repasar. Lo mismo se aplica si no se siente satisfecho o lleno después de una comida o si tiene bajos niveles de hormonas. Sin embargo, le recuerdo lo que dije anteriormente: los suplementos son solamente suplementos y no píldoras mágicas. El exceso de peso tomó años para acumularse, de modo que no se evaporará de repente. La buena noticia es que no tiene usted que ser timado por las promesas maravillosas "como se ven en televisión". Armado de una alimentación y un plan de actividad correctos, *puede* usted perder peso.

Capítulo 12

LA IMPORTANCIA
DE LA ACTIVIDAD

E JERCICIO. ¿LE LLENA esa palabra de temor y visiones de aburrimiento, fatiga y su lengua colgando mientras se esfuerza por respirar? Si aborrece hacer ejercicio, no está usted solo. Incluso grandes celebridades que son conocidas por sus cuerpos ultrafinos y su sex appeal lo desdeñan. La cantante y actriz Janet Jackson dice: "Odio hacer ejercicio; y odio es una palabra fuerte, pero no puedo soportar hacer ejercicio".[1] Bruce Willis, conocido por sus papeles de tipo duro en numerosas películas de aventuras, admite: "Soy perezoso, odio hacer ejercicio, solamente lo hago para las películas y pienso en ello como trabajo".[2]

Tampoco es Willis la única estrella de Hollywood con aversión al ejercicio. La actriz Katherine Heigl, más conocida por su premio Emmy por *Anatomía de Grey*, dice: "Si no estuviera en esta industria, no haría ejercicio. Pero tengo caderas y un trasero, y todo lo que va junto con eso, incluyendo celulitis".[3]

Desde el mundo de los deportes, escuchemos a la estrella del tenis Serena Williams: "Odio hacer ejercicio más que ninguna otra cosa, pero tengo que hacerlo; cuando voy corriendo, pienso en lo mucho que deseo ganar. Eso es lo único que me hace seguir adelante... Supongo que todo el mundo tiene que encontrar aquello que le alienta y pensar solo en eso todo el tiempo que hace ejercicio. Pero tengo que ser sincera: aborrezco ir al gimnasio. No me gusta correr. Odio hacer cualquier cosa que tenga que ver con hacer ejercicio".[4]

La única persona que usted podría haber esperado que defendiese el ejercicio era el aficionado al buen estado físico, Jack LaLanne, que murió en enero de 2011 a los noventa y seis años de edad. Incluso el legendario maestro del ejercicio dijo una vez: "Odio el ejercicio, pero me encantan los resultados".[5] Tales frases ilustran nuestra relación de amor-odio con el ejercicio. En particular, aborrecemos quitar tiempo de nuestro calendario ya lleno para hacerlo. ¿Qué otra explicación hay para todos los anuncios televisivos a altas horas de la noche sobre aparatos que ahorran tiempo para hacer ejercicio y prometen que el peso disminuirá "instantáneamente" si utilizamos su producto? Siempre queremos la solución rápida.

Como resultado, dos terceras partes de todos los estadounidenses no son físicamente activos regularmente. Menos de la mitad hace menos de la cantidad recomendada de ejercicio. Tristemente, un 25 por ciento (¡una cuarta parte de la población!) no hace nada de ejercicio.[6] La razón principal, según casi todas las encuestas realizadas, sitúa al tiempo en primer lugar de su lista de excusas.[7] Las personas razonan que sencillamente están demasiado ocupadas para el ejercicio. Según el CDC, el adulto promedio, de dieciocho a sesenta y cuatro años de edad, necesita 150 minutos (2,5 horas) a la semana de actividad aeróbica moderada y dos días o más por semana de actividad fortalecedora de los músculos.[8] Un reciente estudio descubrió que las mujeres de más de cuarenta y cinco años de edad necesitan 60 minutos de ejercicio moderado al día para prevenir el aumento de peso a medida que envejecen, incluso al consumir una dieta normal.[9]

¿QUÉ HAY EN UNA PALABRA?

Aunque puede que piense que no tiene tiempo, el ejercicio es esencial para una buena salud. Esto se aplica a todo ser humano, especialmente a cualquiera que espere perder peso. Puede usted restringir su dieta y comer menos de sus requisitos diarios; sin embargo, sin quemar calorías mediante la actividad física, solamente habrá completado la mitad de la ecuación de la pérdida de peso. Después de haber trabajado con miles de individuos con sobrepeso y obesos, he descubierto que casi sin excepción, todos batallan con una percepción del ejercicio. Y todo se reduce a esa única palabra: *ejercicio*.

Maratón para quemar

Para quemar las 1510 calorías que hay en el plato grande de Quiznos Chicken Carbonara, tendría usted que gastar las mismas calorías necesarias para atravesar en bicicleta el estado de Delaware (treinta millas).[10]

Para muchos, *ejercicio* evoca los mismos sentimientos negativos que *dieta*. Quienes tienen sobrepeso o son obesos piensan en el ejercicio en términos de dolor, sudor, humillación, vergüenza y ansiedad. Puede que se visualicen a sí mismos en un gimnasio rodeados de personas con cuerpos perfectos, un instructor de educación física que comprueba su falta de capacidades físicas, o un entrenador autoritario de su juventud. Debido a que esta palabra con frecuencia estimula temor, yo utilizo una diferente: *actividad.* Para algunos, esto parece un poco tonto; es solamente una palabra, después de todo. ¿Qué diferencia podría marcar sustituir una palabra? ¿Acaso no se sigue refiriendo a lo mismo?

No puedo explicar por qué funciona, pero así es. *Actividad* parece menos inclusiva; no desencadena síntomas emocionales ni ansiedad. Para la mayoría de individuos con sobrepeso u obesos, es segura y no amenazante; no les abruma con pensamientos de compromisos de tiempo, disciplina o alarmas del despertador muy temprano.

Es decisión de usted si adopta un cambio de vocabulario; sin embargo, el mayor problema que no puede usted pasar por alto es que tanto un cambio en la dieta como la actividad regular son cruciales para la pérdida de peso. Claro y sencillo, la razón por la cual las personas exitosamente pierden peso y no lo recuperan se debe a que están físicamente activas.

LAS VENTAJAS DE LA ACTIVIDAD REGULAR

En caso de que necesitase un recordatorio, a continuación hay algunos de los muchos beneficios que llegan con la actividad regular:

- Disminuye el riesgo de enfermedades del corazón, derrames y el desarrollo de hipertensión.
- Ayuda a prevenir la diabetes tipo 2.
- Ayuda a protegerle de desarrollar ciertos tipos de cáncer.
- Ayuda a prevenir osteoporosis y ayuda en el mantenimiento de unos huesos sanos.

- Ayuda a prevenir la artritis y ayuda en el mantenimiento de articulaciones sanas.

- Ralentiza el proceso de envejecimiento general.

- Mejora su ánimo y reduce los síntomas de ansiedad y depresión.

- Aumenta la energía y la agudeza mental.

- Mejora la digestión.

- Le proporciona un sueño más reparador.

- Ayuda a prevenir resfriados y gripe.

- Alivia el dolor.

- Y la razón favorita entre las personas con sobrepeso y obesas...refuerza la pérdida de peso y disminuye el apetito.

No utilice a estrellas de Hollywood o gurús del fitness como una excusa para justificar la falta de actividad. A fin de cuentas, debe usted hacer su parte y moverse regularmente. Esto requiere valentía; si así no fuera, todo el mundo lo haría. Usted debe pasar a la ofensiva para batallar, recordando que la obesidad es un azote que puede debilitar y dañar otros órganos en su cuerpo.

El suplemento natural para la pérdida de peso

No hay mejor manera de complementar un programa dietético y de suplementos para la pérdida de peso con la actividad física. ¿Cómo ayuda? Las maneras son tan abundantes como los muchos beneficios que acabo de enumerar. En primer lugar, ayuda a elevar el ritmo metabólico durante y después de la actividad. Le capacita para desarrollar más músculo, lo cual eleva el ritmo metabólico durante todo el día, incluso mientras usted duerme. Disminuye la grasa corporal y mejora su capacidad al descender la hormona del estrés: cortisol.

Tal actividad también eleva los niveles de serotonina, que ayudan a reducir los antojos de dulces y carbohidratos. Ayuda a quemar la peligrosa grasa abdominal y mejora la capacidad del cuerpo para manejar el azúcar. Finalmente, la actividad física regular incluso puede ayudar a controlar su apetito impulsando los niveles de serotonina, disminuyendo el cortisol y disminuyendo los niveles de insulina (que también pueden disminuir sus probabilidades de tener resistencia a la insulina).

Fuerza en los años

En 2004, el residente en Connecticut, George Brunstad se convirtió en el hombre más viejo en recorrer a nado el canal de la Mancha cuando cruzó la distancia de veinticinco millas (40 km) a los setenta años de edad. Aunque nadó siete millas extra debido a las fuertes corrientes, Brunstad completó el agotador viaje cuando faltaba un minuto para las dieciséis horas. Igualmente admirable fue el propósito subyacente del anterior piloto para ese nado, que era dar a conocer a las personas un ministerio que su iglesia patrocina en Haití.[11]

Hay numerosas actividades agradables entre las que escoger; por ejemplo, ir en bicicleta, nadar, hacer ejercicio en una máquina elíptica, bailar y hacer senderismo. Deportes como baloncesto, voleibol, fútbol, tenis y squash se consideran todos ellos aeróbicos. Pilates, bailes de salón, lavar el vehículo a mano, trabajar en su patio y cortar la hierba también se califican; cualquier movimiento que aumente el pulso cardíaco lo suficiente para quemar grasa.

Una estupenda actividad aeróbica es caminar con brío,

aunque para pacientes diabéticos que tengan úlceras en los pies o adormecimiento en los pies, caminar no es la mejor actividad. En cambio, deberían probar el ciclismo, una máquina elíptica o actividades en la piscina a la vez que inspeccionan los pies antes de realizar cualquier actividad. Si usted puede caminar, para entrar en su zona de ritmo cardíaco deseada, camine con suficiente brío para no poder cantar y con la lentitud suficiente para poder hablar. Seguir esta fórmula es una razón por la cual recomiendo a las personas que encuentren un compañero de actividad con el cual hablar mientras caminan. (Los escépticos podrían decir que a la desgracia le encanta la compañía).

A continuación hay algunos otros consejos para comenzar:

- Escoja algo que sea divertido y agradable. Nunca permanecerá en ningún programa de actividad si lo aborrece.

- Vista ropa y zapatos y calcetines cómodos.

- Si es usted diabético tipo 1, necesitará trabajar con su médico para ajustar sus dosis de insulina a la vez que aumenta su actividad. Entienda que el ejercicio disminuirá su azúcar en la sangre; esto puede ser potencialmente peligroso en un diabético tipo 1.

Músculos, metabolismo y envejecimiento

Todo el mundo quiere parecer joven y en forma siempre. Eso es particularmente cierto en los Estados Unidos, donde enlucimos cuerpos esculpidos, recortados, tonificados y jóvenes en todas las portadas de las revistas, anuncios televisivos y pantallas de los cines. Esos aspectos estupendos ocultan la realidad de que los adultos normalmente pierden de media a una libra (250 a 500 gr) de tejido muscular cada año después de los veinticinco años de edad, queriendo decir que nuestro cuerpo naturalmente progresa hacia tener más grasa y menos músculo. Esa no es la mejor noticia para quienes están cargados de grasa; sin embargo, entender tal cosa puede ser una fuerza impulsora para mejorar. Cuanto más masa muscular, generalmente mayor es su ritmo metabólico y más calorías quemará en reposo. Por cada libra de masa muscular que usted aumente o no pierda, quemará entre 30 y 50 calorías al día.

Nunca olvidaré al paciente que vi hace años mientras hacía mi residencia. Siendo el corredor estrella de un equipo de fútbol de secundaria, se había fracturado su cadera izquierda. Parte de la razón de que fuese corredor era la potencia que tenían sus piernas, por eso no era sorprendente que sus muslos fuesen muy musculosos. Él dijo que antes era capaz de levantar más de 1000 libras (450 kg) en la prensa de piernas durante diez repeticiones. Debido a su lesión, sin embargo, este atleta tuvo que llevar una escayola aproximadamente durante dos meses.

Cuando le quitamos la escayola, nos sorprendió ver lo mucho que su pierna izquierda se había atrofiado. La medida de sus muslos mostró una circunferencia de 32 pulgadas (81 cm) alrededor de la mitad de su muslo derecho; el izquierdo se quedaba solamente en 24 pulgadas (60 cm). Solamente en dos meses, la inactividad le había costado ese joven ocho pulgadas de músculo (21 cm). Un proceso similar se produce en la mayoría de adultos, aunque no con tanta rapidez; sin embargo, si usted permanece inactivo, sus músculos se van perdiendo lentamente. Su ritmo metabólico disminuye, y el tejido muscular (normalmente) es sustituido por grasa. Muchas personas no lo notan porque el tamaño de su brazo o de su pierna sigue siendo el mismo, cuando de hecho es sencillamente un caso de sustitución de tejido muscular por grasa, de modo parecido a las vetas de grasa en la carne.

Esto es particularmente cierto para las mujeres. El metabolismo de la mujer normalmente comienza a disminuir a la edad de veinte años a un ritmo aproximadamente del 5 por ciento por década. Para entender esto, utilicemos el ejemplo de una mujer promedio de cincuenta años de edad. Le llamaremos Sarah. Desde que tenía veintitantos años, el peso de Sarah ha ido aumentando lentamente desde las 120 libras (54 kilos) hasta su actual peso de 150 (68 kilos). Durante esos años ella ha engordado 30 libras de grasa (13 kilos) a la vez que ha perdido de 15 a 30 libras de músculo. Eso puede parecer el promedio, excepto cuando consideramos el correspondiente descenso en el ritmo metabólico.

A los veinte años, Sarah podía comer 2000 calorías al día y mantener su peso de 120 libras. A los cincuenta años de edad, si ella come 2000 calorías al día, lo más probable es que aumente de peso debido a su tejido muscular perdido. ¿Por qué? Por cada libra de tejido muscular perdido, su ritmo metabólico desciende de 30 a 50 calorías por día. Por tanto, además de perder 15 libras de músculo, Sarah perdió la capacidad de quemar de 450 a 750 calorías más por día.

¿Puede ver por qué es tan crucial mantener o ganar masa muscular? El músculo no solo se ve mejor que la grasa; es esencial para mantener un cuerpo sano. La única manera de mantener intacto el músculo es utilizarlo y fortalecerlo, lo cual significa aumentar su nivel de actividad. Cuando usted permanece inactivo, se sitúa en una escayola corporal, por así decirlo, a medida que su ritmo metabólico disminuye y usted se va convirtiendo lentamente en un imán de grasa.

CANTIDAD RECOMENDADA DE ACTIVIDAD

Cuando he persuadido a los pacientes de que necesitan más actividad, su siguiente pregunta es: "¿Cuánta necesito?". Desgraciadamente, no hay ninguna cifra que se aplique universalmente. Hay numerosos factores implicados en participar en la actividad para perder peso, comenzando con el corazón.

Cada actividad requiere o puede ser realizada en diferentes niveles de intensidad. Habiendo dicho eso, tiene sentido que cada persona que espera perder peso tenga una intensidad ideal en la cual pueda hacer ejercicio. Esto se denomina zona objetivo de pulso cardíaco, que generalmente varía desde el 65 al 85 por ciento de su pulso cardíaco máximo.

Para calcular la parte baja de esta fórmula, comience restando su edad a 220. Este es su pulso cardíaco máximo. Por ejemplo, para alguien de cuarenta años de edad, la fórmula es:

220 - 40 = 180 pulsaciones por minuto

Multiplique este número por el 65 por ciento para encontrar la parte baja de la zona objetivo de uso cardíaco:

180 x 0,65 = 117 pulsaciones por minuto

Para calcular el extremo superior de la zona, multiplique el ritmo cardíaco máximo por el 85 por ciento, o:

180 x 0,85 = 153 pulsaciones por minuto

Por tanto, si usted tiene cuarenta años, debería mantener su ritmo cardiaco entre 117 y 153 pulsaciones por minuto cuando hace ejercicio. Sin embargo, ese es un rango bastante amplio, que plantea la siguiente pregunta: ¿Qué extremo de la zona se marca como objetivo para perder peso? Los expertos han debatido sobre esto desde que la idea de la "zona objetivo" cristalizó hace muchos años. Para encontrar la respuesta, veamos los tipos de actividad que impulsan el corazón hasta estos dos extremos.

QUEMAR GRASA CON ACTIVIDAD AERÓBICA

La palabra *aeróbico* significa "en presencia de aire u oxígeno". La actividad aeróbica es simplemente movimiento que fortalece los pulmones y el corazón. Implica movimientos firmes y continuos que trabajan los grupos musculares grandes en movimiento repetitivo al menos durante veinte minutos. El punto clave para la pérdida de peso con la actividad aeróbica es mantener un ritmo moderado, que desencadena que su cuerpo queme grasa como su combustible preferido.

Uno de los errores más comunes al hacer ejercicio que veo entre personas con sobrepeso es su tendencia a saltar sobre una cinta andadora y correr todo lo que pueden durante el mayor tiempo posible. Al hacer eso intentan quemar más grasa, pero a la larga no lo harán. Correr a una alta intensidad por tanto tiempo que le deja casi sin respiración en realidad le hace quemar menos grasa como combustible. Para individuos inactivos que están comenzando a hacer ejercicio, también es la manera más rápida de agotarse.

No solo nervioso

Hacer movimientos por estar inquieto o levantarse de su asiento frecuentemente puede hacerle quemar 350 calorías adicionales al día, ¡lo cual supone 36 libras (16 kilos) perdidas en un año![12]

Recuerde que aeróbico significa con oxígeno; por tanto, la actividad que usted escoja debe ser de moderada intensidad para que su cuerpo pueda utilizar oxígeno a fin de quemar la grasa como combustible. Cuando usted hace ejercicio hasta el punto de que le cuesta respirar, ya no está haciéndolo de modo aeróbico. En cambio, ha cambiado a una actividad anaeróbica, que significa actividad sin oxígeno. La actividad anaeróbica quema glucógeno (azúcar almacenado) como principal combustible en lugar de grasa. Cuando usted se queda sin glucógeno y no ha comido durante algún tiempo, puede que comience a descomponer tejido muscular y quemar proteína muscular como combustible (observe que aún no he mencionado quemar grasa). Muchos corredores de maratón y atletas de triatlón queman una importante cantidad de músculo como combustible, lo cual con frecuencia es la razón de que sean tan delgados.

Si usted tiene sobrepeso y pretende quemar primordialmente grasa, necesita hacer ejercicio a intensidad moderada entre el 65 y el 85 por ciento de su ritmo cardíaco máximo. Este es el rango para quemar grasa de su zona objetivo de ritmo cardíaco. A medida que se aproxima al extremo superior, lo hace a la actividad anaeróbica, la cual no hace tanto bien para quemar grasa. Esta podría ser una idea completamente revolucionaria. Si es así, quizá sea una lucha cambiar. La mayoría de las personas creen que quien más trabaja es quien más recoge, queriendo decir la persona que corre con más rapidez y suda más. Eso no es cierto. Si usted tiene sobrepeso o es obeso, hacer ejercicio a una alta intensidad durante largos períodos puede que no solo sabotee su capacidad para quemar grasa, sino que también puede que aumente los niveles de cortisol, que pueden hacer que se acumulen más grasa abdominal.

Al comenzar cualquier programa de actividad, haga ejercicio alrededor del 65 por ciento de su máximo ritmo cardíaco. A medida que vaya estando más acondicionado aeróbicamente, aumente gradualmente la intensidad hasta el 70 por ciento del ritmo cardíaco máximo. Después de unas semanas más, aumente hasta el 75 por ciento, y así sucesivamente. Puede que nunca sea capaz de hacer ejercicio al 85 por ciento del índice máximo, especialmente si lo hace resollando. Asegúrese de que a medida que aumenta la intensidad de sus ejercicios, siga siendo capaz de conversar con otra persona. Esa es una señal bastante buena de que usted se está entrenando aeróbicamente y está quemando grasa. Cuando tenga una buena condición aeróbica, puede comenzar el entrenamiento de intervalos.

Entrenamiento de intervalo

El entrenamiento de intervalo de alta intensidad (HIIT) combina ráfagas de ejercicio de alta intensidad con períodos de recuperación de intensidad moderada, normalmente durante un período de menos de veinte minutos. Se utiliza en su mayor parte para individuos que intentan perder peso.

¿CUÁNTA?

Esto nos hace regresar a la pregunta original: ¿cuánta actividad? Los Centros para el Control y la Prevención de Enfermedades (CDC) y el Instituto Nacional de Salud (NHI) recomendaron seguir la guía *2008 Physical Activity Guidelines for Americans*, publicada por el Departamento de Salud y Servicios Humanos de E.U. Las pautas recomendaban que los adultos necesitan dos tipos de actividad física cada semana: aeróbica y fortalecedora de músculo. Para la actividad aeróbica recomendaban dos horas y treinta minutos de actividad aérobica de intensidad moderada (caminar con rapidez, aeróbic acuático, hacer bicicleta en terreno llamo, jugar al tenis por parejas, cortar el césped, etc.) cada semana o una hora y quince minutos de ejercicio intenso (correr, natación, ir en bicicleta con rapidez o en cuestas/pendientes, jugar al tenis, al baloncesto, etc.) cada semana. Para el ejercicio fortalecedor de músculo, que yo denomino ejercicio de resistencia, recomendaban dos o más días por semana, trabajando todos los grupos musculares principales (piernas, caderas, espalda, abdomen, pecho, hombros y brazos).[13]

Yo recomiendo dividir la actividad aeróbica así: si solo puede hacer actividades de intensidad moderada, intente caminar rápidamente durante treinta minutos al día, cinco días por semana. Si puede hacer actividad más intensa, corra durante veinticinco minutos al día, cinco días por semana. O puede dividirlo aún más: pruebe a caminar diez minutos, tres veces por día, cinco días por semana.

Un estudio de la Universidad Duke en 2004 arrojó algo de luz sobre esto. Durante un período de ocho meses, investigadores en Duke estudiaron a un grupo de hombres y mujeres con sobrepeso de edades comprendidas entre los cuarenta y sesenta y cinco años. Los participantes fueron divididos en cuatro grupos principales: quienes caminaban doce millas por semana (19 km), quienes corrían doce millas por semana, quienes corrían veinte millas por semana (32 km), y quienes no hacían nada. Ninguno de los grupos cambió nada con respecto a sus dietas, y todos ellos hicieron ejercicio a diferentes índices cardíacos máximos. Como se podría esperar, el grupo sedentario subió de peso, aumentó el contorno de su cintura y también su porcentaje de grasa corporal. Quienes caminaban doce millas por semana (o treinta minutos al día) lo hicieron al 40 hasta el 55 por ciento de sus índices cardíacos máximos. Sus resultados fueron mínimos. El grupo que corría esa misma distancia cada día mantuvo sus índices cardíacos entre el 65 y el 80 por ciento del índice máximo, queriendo decir que hacían ejercicio dentro de su zona objetivo de ritmo cardíaco. Aunque algunos de sus resultados fueron parecidos a los del grupo que caminaba, ellos sí perdieron más grasa corporal y consiguieron más músculo magro. Finalmente, quienes corrieron veinte millas por semana se mantuvieron dentro de su zona objetivo de ritmo cardíaco y vieron con mucha diferencia los mejores resultados. Como promedio, los miembros de este grupo bajaron un 3,5 por ciento de su peso, un 3,4 por ciento de su contorno de cintura, un 4,9 por ciento de sus medidas de grasa corporal, y añadieron un 1,4 por ciento de músculo magro.[14]

¿Amantes de los perros?

Aproximadamente el 60 por ciento de dueños de perros no sacan a caminar a sus perros, sencillamente los dejan sueltos en el patio.[15]

Claramente, recompensa estar activo. Cuanto más tiempo participe en la actividad a una intensidad moderada, más grasa quema como combustible. No estoy sugiriendo que tenga que correr veinte millas por semana; puede comenzar escogiendo actividades divertidas y agradables que usted y su familia puedan realizar diariamente para obtener resultados similares. A menos que ya haya estado haciendo ejercicio, sugiero que inicialmente establezca una meta de veinte minutos al día, que puede dividirla en diez minutos, dos veces al día (¡puede hacer esto sencillamente sacando a pasear a su perro!). Cuando se haya adaptado, aumente gradualmente hasta treinta minutos y finalmente cuarenta minutos o más. Para minimizar el dolor muscular, haga actividad en días alternos, tres días por semana, y haga ejercicio hasta cinco o seis días por semana. Y recuerde: un paseo con brío puede lograr tanto como correr, dado que mantenga el 65 al 85 por ciento de su ritmo cardíaco máximo.

EJERCICIOS DE RESISTENCIA

El entrenamiento de resistencia normalmente involucra levantar pesas para formar músculo. Estas actividades de fortalecimiento incluyen entrenamiento con pesas, con pesas libres o máquinas, calistenia, Pilates, actividades en banda de resistencia, actividades específicas y actividades de equilibrio con pelotas. Para eliminar el riesgo de lesiones, debe mantener una buena postura y forma cuando realice estos ejercicios. Además, es importante aprender las técnicas correctas de levantamiento de peso, el rango correcto de movimiento, la respiración correcta y la velocidad correcta del movimiento en la cual los músculos se entrenan.

Circunferencia de muslos

Los muslos delgados (menos de 24 pulgadas en circunferencia) se relacionan con un riesgo significativamente mayor de muerte y de enfermedades cardiovasculares. El riesgo aumenta a medida que disminuye la circunferencia del muslo. Esto hace que sea importante mantener una circunferencia en el muslo mayor de 24 pulgadas (61 cm).[16]

Normalmente, debería realizar de diez a doce repeticiones por serie. Al comenzar el entrenamiento de resistencia, yo recomiendo realizar solamente una serie por actividad. Esto reduce el dolor muscular, que es común al comenzar cualquier tipo de programa de fortalecimiento. A medida que se va acondicionando mejor con el tiempo, puede incrementar hasta dos o tres series por actividad para cada parte del cuerpo y así fortalecer y tonificar los músculos. Recuerde: ¡vaya despacio! El entrenamiento fortalecedor causa desgarros microscópicos en las fibras musculares, que finalmente hacen que se fortalezcan y sean más grandes. Esto a su vez aumenta su ritmo metabólico. Nunca se sobrepase y entrene los mismos músculos cada día; los músculos no tendrán tiempo para repararse y reconstruirse.

Finalmente, después de un par de semanas de entrenamiento para fortalecer, podrá aumentar sus ejercicios de tres a cuatro días por semana. Al seguir las técnicas correctas de levantamiento de peso, evitará las lesiones, construirá músculo y quemará grasa. Yo recomiendo encontrar un entrenador personal certificado para que le enseñe esta valiosa información de modo que pueda usted maximizar los resultados. Después de años de visitar gimnasios, estoy consternado por el gran porcentaje de personas que levantan pesas incorrectamente.

ENTRENAMIENTO DE INTERVALOS DE ALTA INTENSIDAD

Si no ha tenido usted éxito en los pasados entrenamientos de alta intensidad, supongo que las últimas páginas de este capítulo puede que le hayan frustrado. Es difícil convencer a los ávidos levantadores de peso y aficionados al spinning de que en los entrenamientos de intensidad moderada son la mejor manera de quemar grasa. Casi todo el mundo ha aprendido que cuanto más duro entrena y cuanto más suda, más grasa pierde. Ya he hablado del razonamiento para mi preferencia de intensidad moderada, pero permítame que explicarlo un poco más antes de seguir adelante.

Los entrenamientos anaeróbicos de alta intensidad obviamente han demostrado tener valor. No solo eso, sino que también estudios en años recientes han demostrado que estas potentes rutinas cardio pueden ser tan eficaces como entrenamientos más largos y la intensidad moderada. No es ninguna sorpresa, entonces, que el público americano, con su usual mentalidad de que "más rápido es mejor", haya adoptado eso como la manera preferida de quemar grasa. Sin embargo, después de ayudar a miles de individuos con sobrepeso y obesos a perder peso exitosamente y no volver a recuperarlo, creo que tengo suficientes credenciales para hablar sobre este asunto. Permítame ofrecer una sugerencia para quienes han hecho ejercicio religiosamente en el pasado o quienes se han aburrido rápidamente de los entrenamientos de intensidad moderada. Pruebe a variar de vez en cuando con algún entrenamiento a intervalos de alta intensidad (HIIT). Sin embargo, observe la palabra *intervalos*. Es sencillamente alternar entre series breves de ejercicio duro y breves períodos de ejercicio de baja intensidad o de descanso. Varios estudios en años recientes han demostrado que esta es una manera eficaz de no solo mejorar la salud cardiovascular general sino también su capacidad de que quemar grasa con más rapidez. Un estudio en la Universidad de Guelph en Ontario, Canadá, descubrió que seguir una sesión de entrenamiento de intervalos con una hora de ciclismo moderado aumentaba la cantidad de grasa quemada en un 36 por ciento.[17] Yo personalmente realizo HIIT tres veces por semana. Hago calentamiento en la máquina elíptica durante 5-10 minutos. Entonces hago 60 segundos de alta intensidad y alta resistencia tan rápido como puedo. Luego disminuyo la resistencia y la velocidad de modo que pueda hablar mientras hago ejercicio. Continúo con este patrón durante 20 minutos.

Mi sugerencia es posponer el HIIT, independientemente de su ejercicio en el pasado, hasta que haya hecho regularmente cierta actividad de intensidad moderada durante varios meses. Prefiero que usted sea capaz de mantener su ímpetu a la larga en lugar de agotarse, no debido a comer las cosas equivocadas, sino simplemente porque quería esprintar para llegar más rápidamente a la línea de meta. Asegúrese de realizarse un examen físico de resistencia antes de comenzar el HIIT.

El método Tabata

Una popular y nueva forma de HIIT es Tabata, un régimen de ejercicio creado por Izumi Tabata que utiliza veinte segundos de ejercicio de alta intensidad seguidos de diez segundos de descanso, repetido durante ocho ciclos. Una rutina alternativa utiliza tres minutos de calentamiento, seguidos por sesenta segundos de ejercicio de alta intensidad, seguidos por setenta y cinco segundos de descanso, repetido de ocho a doce ciclos.

Todo reunido

Para perder peso, usted puede comenzar literalmente su programa de actividad con el pie derecho. A menos que tenga restricciones físicas, caminar es la manera más fácil de permanecer activo. Lo único que necesita como equipamiento es ropa cómoda y un buen par de zapatillas para caminar. Es una manera estupenda de disfrutar del exterior. Siga mi recomendación anterior de encontrar un compañero, y podrá mantener la conversación a la vez que esa persona hace que se mantenga al día con sus ejercicios. Evite la rutina; como variedad, vaya a un parque o visite un camino de senderismo.

Mantener un control

Los investigadores dicen que los aparatos para monitoreo propio como un podómetro, un monitor de ritmo cardiaco o incluso un sencillo diario de ejercicio puede suponer un 25 por ciento de aumento en un control exitoso de su peso.[18]

Yo creo en el monitoreo propio. Una excelente manera de comprobar los pasos que usted camina durante el día es el uso de un podómetro. Yo insto a todos mis pacientes a que consigan uno y comprueben su conteo de pasos durante el día. Normalmente, una persona camina de 3000 a 5000 pasos al día. Para permanecer en forma, establezca una meta de 10 000 pasos, o aproximadamente cinco millas (8 km). Para perder peso, tenga como meta entre 12 000 y 15 000 pasos al día. Otras maneras de alcanzar esta meta superior: sacar a pasear a su perro, estacionar más lejos en el aparcamiento en el trabajo o cuando va de compras, y subir por las escaleras en lugar del elevador siempre que sea posible.

Antes de participar en cualquier actividad, asegúrese de haber comido dos o tres horas antes o haber tomado un refrigerio sano de treinta a sesenta minutos antes. Nunca es bueno hacer ejercicio cuando se tiene hambre; puede terminar quemando proteína muscular como energía, lo cual es combustible muy caro. Recuerde que perder músculo disminuye su ritmo metabólico.

Después de establecer la rutina de caminar aproximadamente treinta minutos, cinco o seis días por semana, o estar dando 12 000 pasos al día en su podómetro, puede comenzar el entrenamiento de resistencia. Antes de esta rutina, haga siempre un calentamiento de cinco minutos caminando en una cinta andadora o máquina elíptica, o pedaleando en una bicicleta a baja intensidad. Esto aumenta el flujo sanguíneo a los músculos y articulaciones, los prepara para el ejercicio, y reduce de modo significativo el riesgo de lesiones.

Cuando haya calentado, haga un entrenamiento de veinte a treinta minutos, utilizando pesas libres, máquinas, calistenia, Pilates o alguna otra actividad de fortalecimiento. Esto quema gran parte del glucógeno almacenado en los músculos y el hígado. Después de esto, estará preparado para un entrenamiento aeróbico de treinta minutos, como una caminata con brío en la cinta andadora, ciclismo, o el uso de una máquina elíptica u otro equipo de cardio. Esta sesión aeróbica le permite principalmente quemar grasa.

Cuando haya terminado con las partes aeróbica y de fortaleza de su entrenamiento, relájese realizando una actividad aeróbica de baja intensidad durante otros cinco minutos, al igual que cuando calentó. También puede que quiera hacer estiramientos después de haberse relajado.

Yo recomiendo un programa de resistencia de dos a cuatro días por semana, hacer ejercicio en días alternos durante veinte a treinta minutos, y un programa aeróbico de cinco a seis días cada semana durante treinta minutos. Siempre haga calentamientos antes de cualquier actividad y relájese al final. Y haga que siga siendo divertido cambiando periódicamente la rutina. Al variar sus actividades cada mes aproximadamente, puede impulsar a sus músculos a un nuevo crecimiento, lo cual significa quemar más grasa. Ese es un paso que todos deberían querer dar.

Una nota personal
DE
DON COLBERT

DIOS DESEA SANARLE de la enfermedad. Su Palabra está llena de promesas que confirman su amor por usted y su deseo de darle su vida abundante. Su deseo incluye algo más que la salud física para usted; Él quiere que usted también sea sano en su mente y su espíritu mediante una relación personal con su Hijo Jesucristo.

Si usted no ha conocido a mi mejor amigo, Jesús, me gustaría aprovechar esta oportunidad para presentárselo. Es muy sencillo. Si está usted preparado para permitir que Él entre en su vida y se convierta en su mejor amigo, lo único que necesita es hacer esta oración sinceramente:

> *Señor Jesús, quiero conocerte como mi Salvador y Señor. Creo que tú eres el Hijo de Dios y que moriste por mis pecados. También creo que resucitaste de la muerte y ahora estás sentado a la diestra del Padre orando por mí. Te pido que perdones mis pecados y cambies mi corazón para que pueda ser tu hijo y vivir contigo eternamente. Gracias por tu paz. Ayúdame a caminar contigo para que pueda comenzar a conocerte como mi mejor amigo y mi Señor. Amén.*

Si ha hecho esta oración, acaba de tomar la decisión más importante de su vida. Me alegro con usted en su decisión y su nueva relación con Jesús. Por favor, póngase en contacto con mi editora en pray4me@charismamedia.com para que podamos enviarle algunos materiales que le ayudarán a consolidarse en su relación con el Señor. Esperamos oír de usted.

Apéndice A

PAUTAS
SENCILLAS

¿**A**SISTE A UNA reunión social y firmemente se abre camino hacia el buffet, recogiendo caprichos como una aspiradora recoge el polvo? Ya conoce el mecanismo. Comienza con varios montones de patatas fritas, tortilla o nachos, poniendo encima el sabor de varias cucharadas de queso o salsa de cebolla. Entonces llega el turno de la bandeja de carnes para agarrar un par de sándwiches "pequeños" de res o pavo, tomate, un poco de queso suizo y quizá un poco de Colby, rociado todo ello con mayonesa y un poco de mostaza. Oh, esos champiñones se ven buenos. Y también los hojaldres de cangrejo. Esas tartaletas de cereza parecen deliciosas. Y los pasteles de pacanas en miniatura...¡sabrosos!

Cuando ha recorrido la fila, ha charlado con varios amigos y ha descansado un poco, llegan más muestras. Quizá ensalada de patatas y macarrones, otros montones de patatas fritas y algunas otras sabrosas delicias que pasó por alto la primera vez. Después de todo, hay tanto que usted quiere probar un poco de todo. Todos esos alimentos cargados de sal requieren también bebidas que calmen la sed, ya sean refrescos de 20 onzas (500 cl) o una dulce botella de Snapple. Antes de darse cuenta, su panza está protestando por las 2000 o 3000 calorías en comida que usted acaba de darle, incluso mientras usted piensa: "¿Por qué me siento tan lleno? Solo he comido unos refrigerios".

Después de repasar los anteriores capítulos sobre la planificación de comidas y refrigerios, espero que haya desarrollado una mentalidad más intencional hacia la ingesta alimentaria diaria. Si no da este paso, le garantizo que caerá presa de la reunión social de la oficina, las reuniones familiares, las fiestas de cumpleaños de amigos o alguna otra de las ocasiones llenas de tentaciones cargadas de calorías, grasa y sal que regularmente acuden a su vida. Aunque ya he hablado de parte de lo siguiente, aquí quiero repasar algunas de las recomendaciones que les hago a los pacientes que necesitan perder peso, especialmente grasa abdominal. Más adelante entraré en más detalles concretos, pero para comenzar, a continuación hay una docena de reglas básicas como rápida referencia. Puede que quiera llevar una copia resumida de ellas para ponerla en su escritorio o llevarla en su bolso o su cartera.

- Coma a lo largo del día (ensaladas y verduras, no patatas fritas y caprichos con grasa).
- Como he dicho durante décadas, desayune como un rey, almuerce como un príncipe y cene como un pobre.
- Coma refrigerios a media mañana y media tarde más pequeños, como una barrita de proteína y kéfir de leche de coco mezclado con proteína vegetal, clara de huevo o suero.
- Evite todos los alimentos de azúcar sencillo, como caramelos, galletas, pasteles y rosquillas. Si debe comer azúcar, utilice stevia, xilitol, Sweet Balance, Just Like Sugar (se encuentran

en la mayoría de tiendas de salud), o pequeñas cantidades de azúcar de coco o de tagatosa.

- Beba 2 litros de agua filtrada o embotellada al día. Eso incluye 16 onzas (475 cl) treinta minutos antes de cada comida, o uno a dos vasos de 8 onzas de agua dos horas y media después de cada comida. Beba también de 8 a 16 onzas de agua al despertar.

- Evite el alcohol.

- Evite todos los alimentos fritos.

- Evite las féculas de alto glicémico, incluyendo el trigo y el maíz, o al menos disminúyalas de modo dramático. Entre ellas se incluyen todos los panes, galletas saladas, patatas, pasta, arroz blanco y maíz. Limite los frijoles, guisantes, lentejas y batatas a media taza, una o dos veces al día. Evite los plátanos y las frutas deshidratadas.

- Coma frutas frescas de bajo glicémico solo en el desayuno o el almuerzo, y ocasionalmente en los refrigerios de la mañana y mediodía; coma verduras crudas, al vapor o poco fritas, carnes magras, ensaladas con verduras coloridas (preferiblemente con un rociador de ensaladas), almendras y semillas.

- Tome suplementos de fibra, como de dos a tres cápsulas de fibra PGX, con 16 onzas de agua antes de cada comida y de dos a tres cápsulas de fibra PGX con cada refrigerio.

- Como refrigerios, escoja barritas como Jay Robb y barritas de semilla de linaza y chocolate. Intente limitar estas barritas a una cada día o en días alternos. Pueden comprarse en una tienda de salud. (Refiérase a mi libro *La dieta "Yo sí puedo" del Dr. Colbert* para más información).

• No coma después de las siete de la tarde.

RECOMENDACIONES GENERALES

Recuerde una de las pautas más importantes para la pérdida de peso: coma cada tres o tres horas y media para mantener estables sus niveles de azúcar en la sangre, y recuerde comer refrigerios sanos y bien equilibrados. A continuación hay otros:

• Para las comidas, escoja una proteína magra, un carbohidrato de bajo glicémico y una grasa sana (pero asegúrese de pasar a "libre de carbohidratos" y bajo en grasas después de las seis de la tarde).

• Para refrigerios en la mañana, lo más fácil de hacer es escoger una pieza de fruta de entre la tabla de alimentos aprobados en los capítulos 7 y 8. También puede escoger de entre los refrigerios de media tarde enumerados más adelante en este capítulo. Al igual que con las comidas, tome de dos a tres cápsulas de fibra PGX con 16 onzas de agua antes o después de su refrigerio. Es mejor beber té verde, blanco o normal con sus refrigerios, excepto con el refrigerio de la tarde. Recuerde beber té frío o agua, ya que eso ayuda a impulsar el ritmo metabólico y le ayudará a perder peso.

- Para los refrigerios de la tarde, escoja cualquiera de los refrigerios aprobados de entre los alimentos aprobados o una "mini comida" consistente en media ración de proteína, media ración de carbohidratos de bajo glicémico y media ración de grasas. Tome 5-HTP o Serotonina Max si desea azúcar o carbohidratos. Y recuerde las cápsulas de fibra PGX (véase el Apéndice B).

- Como refrigerios en la tarde, escoja de entre los refrigerios en la lista de aprobados o una "mini comida" (dejando fuera los carbohidratos y las grasas).

- El tamaño de las raciones para proteínas son normalmente de 2 a 4 onzas (56 a 113 gr) para mujeres y de 3 a 6 onzas (85 a 170 gr) para hombres.

- Limite la ingesta de carne roja a un máximo de 18 onzas (500 gr) por semana.

- Todas las sopas deberían ser bajas en sodio, de verduras o frijoles, basadas en agua y no cremas.

- Utilice sal marina del Himalaya o Celtic en lugar de sal de mesa normal (en pequeñas cantidades, menos de una cucharadita al día).

- Es mejor evitar los productos de trigo y maíz. Yo prefiero que mis pacientes escojan pan de mijo en lugar de pan de trigo; sin embargo, una rebanada ocasional de pan de Ezequiel tostada para el desayuno o el almuerzo cada tres o cuatro días es aceptable.

- Si se desea, puede endulzar los alimentos y las bebidas con stevia o Just Like Sugar. Es mejor evitar los edulcorantes artificiales como Nutra-Sweet y Splenda.

- Puede añadir una pequeña cantidad de leche desnatada orgánica o leche de coco baja en grasa al café, si lo desea.

- Si los alimentos orgánicos son demasiado caros, una opción es escoger al menos opciones orgánicas para la carne u otras proteínas que consuma con mayor frecuencia. Si no puede comprar orgánicos, entonces escoja cortes de carne muy magros, quite la piel de las aves, lave cuidadosamente las frutas y las verduras que no puedan pelarse, y escoja leche desnatada o productos lácteos al 1 por ciento y queso de leche desnatada. (Aun así, si puede ajustar su presupuesto para dejar cierto lugar para productos orgánicos o de corral, son las mejores opciones. Para carnes, Maverick Ranch o Applegate Farms son buenas elecciones. Yo recomiendo pechuga de pavo sin nitritos, pechuga de pollo, jamón o rebanadas magras de res).

- Recomiendo que grandes ensaladas de coloridas verduras, tomates, zanahorias crudas, cebollas, pepinos y otras verduras constituyan la mayoría de los almuerzos y las cenas. Guarde la ensalada para el refrigerios de la tarde si está cansado de comer ensalada en ambas comidas.

• Si escoge hacer sus batidos con leche de coco, asegúrese de que solamente contenga 80 calorías por taza. (So Delicious es una marca que cumple con ese criterio). Puede que tenga que comprarla en una tienda de salud; sin embargo, normalmente está disponible en su supermercado local.

Aparatos recomendados (todos son opcionales)

Para ahorrar tiempo en cocinar y preparar comidas, yo recomiendo:

• Grill George Foreman Next Grilleration

• Vaporera para verduras

• Batidora

• Tostador

• Horno de convección

Suplementos nutricionales recomendados (todos son opcionales)

Puede experimentar pérdida de peso sin tomar estos suplementos, pero para ayudarle a sentirse lleno por más tiempo, luchar contra los caprichos y perder peso con mayor rapidez, yo recomiendo los siguientes (más información puede encontrarse en el Apéndice B:

• Fibra PGX, para ayudarle a sentirse lleno por más tiempo. Comience con una cápsula antes de cada comida. Lentamente aumente hasta dos a cuatro cápsulas hasta que se logre el sentimiento de llenura deseado. Es mejor tomarlas con 16 onzas de agua (475 cl) a excepción del refrigerio de la tarde. Use solamente 8 onzas de agua con su refrigerio de la tarde ya que 16 onzas puede interferir en el sueño*

- Serotonin Max o 5-HTP para ayudarle en los antojos de alimentos. Tome una cápsula con su refrigerio a media tarde o con su cena o refrigerio de la tarde (si desea azúcares o carbohidratos), o puede tomarla cuando se vaya a la cama.

- N-acetil-tirosina, 500 miligramos, de dos a tres pastillas treinta minutos antes del desayuno y treinta minutos antes del almuerzo si el hambre y el apetito son un problema.

- Living Green Tea con EGCG, para ayudarle a impulsar el metabolismo y posiblemente quemar grasa con más rapidez. Tome una cápsula tres veces al día.

- Extracto de grano de café verde: 400 mg, 1 cápsula, 30 minutos antes de cada comida.

- Meratrim: 1 cápsula dos veces por día 30 minutos antes del desayuno y 30 minutos antes de la cena.

Proteína en polvo y barras de proteína recomendadas (todas son opcionales)

Yo no recomiendo proteína con base de soja. En cambio, pruebe suero de proteína en polvo de sabor chocolate o vainilla, proteína de clara de huevo en polvo, o proteína vegetal, que puede contener proteínas de cáñamo, arroz,

---

* Si solo puede permitirse un suplemento, la fibra PGX es el más importante. Los momentos más críticos para tomarla son antes de su refrigerio de la tarde, la cena y el refrigerio de la noche.

guisantes o patatas; también puede añadirse a la avena o los cereales (véase el Apéndice B).

Aderezo sano para ensaladas del Dr. Colbert

- ¼ de taza de aceite de oliva virgen extra
- ¾ de taza de vinagreta balsámica (u otro vinagre si se prefiere)
- El jugo de ½-1 limón o lima
- ¼ taza de hojas de cilantro (opcional)
- 1-2 dientes de ajo, prensados (o tantos como se desee para dar sabor)
- Sal y pimienta al gusto (use sal marina Himalayan)

Mezclar todos los ingredientes y ponerlos en una botella de rociar ensaladas. Forma una taza, lo cual debería durar tres meses refrigerado.

Batido sano del Dr. Colbert

Si siente que está demasiado ocupado para desayunar, a continuación hay una receta fácil para un batido de kéfir y fruta que solamente necesita dos minutos de preparación. Combine los siguientes ingredientes en una batidora para obtener un batido sano:

- 8 onzas (225 gr) de kéfir de coco bajo en grasa, leche de coco de cultivo o leche de coco baja en grasa* (también como refrigerio de media mañana o media tarde solamente; para refrigerio de tarde, utilice 4 onzas de agua y 4 onzas de leche de coco, leche de coco de cultivo o kéfir de coco)
- ¼ de taza de arándanos, moras, fresas o frambuesas congeladas (omitir para refrigerio de tarde)
- 1-2 cucharadas de semillas de linaza molidas (omitir para refrigerio de tarde)

- 1 cucharada de suero de proteína de sabor chocolate o vainilla, proteína de clara de huevo o proteína vegetal

* Asegúrese de que la leche de coco tenga solamente 80 calorías por taza.

Nota: Puede encontrar más recetas como estás en www.thecando diet.com.

Leche de coco y frutas (mezcla de leche de coco con frutas)

- Kéfir de leche de coco So Delicious, Cultured Coconut Milk So Delicious, natural y bajo en grasa o de vainilla: 8 onzas (225 gr)
- Una manzana mediana

Queso, frutas y frutos secos

1-2 cuñas de queso Laughing Cow bajo en grasa con una manzana mediana Granny Smith y 5 a 10 pacanas, nueces, almendras o nueces de macadamia

GUÍA DE
RECURSOS

L A MAYORÍA DE los productos mencionados en este libro se ofrecen mediante Divine Health Wellness Center del Dr. Colbert o están disponibles en su tienda local de salud.

Productos nutricionales Divine Health
1908 Boothe Circle
Longwood, FL 32750
Teléfono: (407) 331-7007
Página web: www.drcolbert.com
E-mail: info@drcolbert.com

Suplementos nutricionales de mantenimiento
- Divine Health Multivitamin
- Divine Health Living Multivitamin
- Divine Health Fiber Formula

Aceites Omega
- Divine Health Living Omega

Edulcorantes naturales recomendados
- Achicoria
- Stevia
- Just Like Sugar
- Azúcar de coco

- Tagatosa

Proteína en polvo
- Divine Health Plant Protein
- Divine Health Living Protein
- Proteína de claras de huevo en polvo

Suplementos para perder peso
- Irvingia
- Fibra PGX
- Living Green Tea con EGCT
- Living Green Coffee Bean
- Meratrim (Metabolic Lean)
- MBS 360 (contiene grano de café verde, té verde, EGCT e irvingia); www.mbs360.tv

Suplementos para refuerzo del tiroides
- Metabolic Advantage
- Iodine Synergy

Para frenar los antojos alimentarios
- Serotonin Max
- N-acetil-tirosina
- 5-HTP

Otros suplementos
- Beta TCP
- Divine Health Probiotic
- Divine Health Fiber Formula
- Vitamina D_3
- Cellgevity
- Living PQQ

OTROS RECURSOS

- Análisis ALCAT de sensibilidad alimentaria

- Para doctores con conocimiento en sustitución de hormonas bioidénticas (asegúrese de que están certificados en antienvejecimiento):
- www.worldhealth.net
- Palitos de pan Grissini
- Farmacias que tienen pastillas de hCG sublingual: 407-260-7002 (Pharmacy Specialists)

Apéndice C
HOJA DE CONSENTIMIENTO
PARA LA DIETA PARA REDUCIR
SU CINTURA RÁPIDAMENTE

Yo, _____ (nombre en letra de imprenta), entiendo que la Dieta para reducir cintura rápidamente tiene requisitos, contraindicaciones y posibles efectos secundarios.

- Por favor, inicial después de cada frase

- Entiendo que el FDA *no* ha aprobado hCG para la pérdida de peso y que no hay datos médicos que apoyen el uso de hCG para propósitos de pérdida de peso. _____

- Entiendo que se requerirá de mí que tenga resultados actuales de análisis de laboratorio (dentro de un mes desde el comienzo del programa DRCR) en mi informe. Esos análisis se realizan para descartar cualquier enfermedad que pudiera ser agravada por la restricción calórica y/o la administración de hCG sublingual en el programa de DRCR. _____

- Estoy de acuerdo en informar de cualquier problema o efecto secundario que se produzcan durante el marco de tiempo del tratamiento a mis profesionales médicos. _____

- Entiendo que debo consultar con mi principal profesional de la salud para recibir más medicamentos que ellos recetaron. Hacerlo así ayudará a minimizar la confusión entre pacientes y proveedores de servicios de salud. _____

- Entiendo que las siguientes condiciones pueden prohibir la ingesta de una dieta baja en calorías: _____
  - Enfermedad renal grave (puede requerir una dieta baja proteínas)
  - Enfermedad hepática grave (puede requerir una dieta baja proteínas)
  - Úlcera péptica activa
  - Cánceres activos
  - Embarazo, intento activo de quedar embarazada, o dar el pecho actualmente
  - Trastornos alimentarios (como anorexia nerviosa o bulimia)
  - Grave trastorno psiquiátrico (como depresión grave y/o intentos de suicidio, trastorno bipolar o psicosis)
  - Terapia corticoesteroide mayor de 20 miligramos al día
  - Consumo ilícito crónico de drogas, adicciones, alcoholismo, abuso de sustancias
  - Historial de reciente infarto de miocardio/ataque al corazón
  - Historial de CVA y/o TIA (derrame cerebral)

- Ataques incontrolados
- Angina inestable, trastornos de coágulos, o DVT/PE
- Diabetes grave

- Entiendo que no cumplir con los protocolos, incluyendo mantener informado de mi historial médico a mi principal profesional de la salud, de este régimen y de cualquier cambio en mi condición, puede predisponerme a desarrollar cálculos biliares, a sabotear mis metas de pérdida de peso o causar otros daños. _____

- Entiendo los efectos secundarios de la administración de hCG y que una dieta baja en calorías o sin grasa puede incluir vértigo, ligero mareo y menor presión sanguínea. _____

- Entiendo que mi presión sanguínea debe ser comprobada al menos dos veces por semana. _____

- Entiendo que debo estar bajo el cuidado de mi principal profesional de la salud durante todo el ciclo de la suplementación de hCG (de cuatro a seis semanas). _____

- Entiendo que tomar diuréticos, medicamentos antiinflamatorios o Coumadina requerirá monitoreo y análisis de sangre, tal como determine mi médico. _____

- Entiendo que hay un límite de 1.000 calorías permitidas diariamente en esta dieta. _____

- Entiendo que aumentar mi ingesta calórica podría alterar los resultados y aumentar los riesgos médicos. _____

- Entiendo que engañar comiendo alimentos dulces o grasosos mientras estoy en la primera fase puede ser dañino y puede predisponerme a formar cálculos biliares. _____

- Consiento en tomar hCG sublingual. Estoy de acuerdo en ser monitoreado por profesionales médicos durante mi período de tratamiento de pérdida de peso. Mi profesional de la salud también comprobará cualquier condición médica no relacionada con la DRCR. _____

Yo, _____ (nombre en letra de imprenta), entiendo el potencial riesgo de este programa y estoy de acuerdo en seguir las pautas anteriores.

Firmado: _____

Fecha: _____

Testigo: _____

Fecha: _____

Notas

INTRODUCCIÓN: TODO SE TRATA DEL "TRATAMIENTO DE CINTURA"

1. Centers for Disease Control and Prevention (CDC), "FastStats: Obesity and Overweight", http://www.cdc.gov/nchs/fastats/overwt.htm (consultado en línea el 19 de noviembre de 2012).

1. LA EPIDEMIA DE OBESIDAD

1. Wikipedia, s.v. "Super Size Me", http://en.wikipedia.org/wiki/ Supersize_me (consultado en línea el 19 de noviembre de 2012).

2. Mary Clare Jalonick, "Obesity Rates Still Rising", *Huffington Post*, 7 de julio de 2011, http://www.huffingtonpost.com/2011/07/07/obesity -states-rates_n_892181.html (consultado en línea el 1 de noviembre de 2011).

3. Centers for Disease Control and Prevention (CDC), "Overweight and Obesity: U.S. Obesity Trends", http://www.cdc.gov/obesity/data/ trends.html (consultado en línea el 1 de noviembre de 2011).

4. Ali H. Mokdad, James S. Marks, Donna F. Stroup, y Julie L. Gerberding, "Actual Causes of Death in the United States, 2000", *Journal of the American Medical Association* 291, no. 10 (10 de marzo de 2004): pp. 1238–1245.

5. Catherine Pearson, "Smoking Rates: Pack-A-Day Smoking Is Down Dramatically", *Huffington Post*, 16 de marzo de 2011, http://www .huffingtonpost.com/2011/03/16/smoking-rates-_n_835536.html (consultado en línea el 19 de noviembre de 2012).

6. Associated Press, "Obesity Rates in U.S. Leveling Off", MSNBC .com, 28 de noviembre de 2007, http://www.msnbc.msn.com/id/ 22007477/ns/health-diet_and_nutrition/t/obesity-rates-us-leveling (consultado en línea el 19 de noviembre de 2012).

7. Centers for Disease Control and Prevention (CDC), "Overweight and Obesity: Defining Overweight and Obesity", http://www.cdc.gov/ obesity/defining.html (consultado en línea el 19 de noviembre de 2012).

8. Osama Hamdy, "Obesity", Medscape.com, 24 de septiembre de 2012, http://emedicine.medscape.com/article/123702-overview (consultado en línea el 19 de noviembre de 2012).

9. E. A. Finkelstein, J. G. Trogdon, J. W. Cohen, y W. Dietz, "Annual Medical Spending Attributable to Obesity: Payer- and Science-Specific Estimates", *Health Affairs* 28, no. 5 (2009): w822–w831, como se

referencia en Weight-Control Information Network, National Institute of Diabetes and Digestive and Kidney Diseases (NIDDK), "Overweight and Obesity Statistics: Economic Costs Related to Overweight and Obesity", http://win.niddk.nih.gov/statistics/#what (consultado en línea el 1 de noviembre de 2011).

10. ScienceDaily.com, "Breast Cancer More Aggressive in Obese Women, Study Suggests", 14 de marzo de 2008, http://www.sciencedaily.com/releases/2008/03/080314085045.htm (consultado en línea el 19 de noviembre de 2012).

11. Jillita Horton, "Why Obesity Increases Risk of Uterine Cancer", 26 de agosto de 2010, http://voices.yahoo.com/why-obesity-increases-risk-uterine-cancer-6650104.html (consultado en línea el 19 de noviembre de 2012).

12. CBSNews.com, "Birth Defects Linked to Obesity", 6, de abril de 2010, http://www.cbsnews.com/2100-204_162-548286.html (consultado en línea el 19 de noviembre de 2012).

13. Eric Schlosser, *Fast Food Nation* (New York: Houghton Mifflin, 2001), pp. 3, 242.

14. Woodruff Health Sciences Center, "Excess Fat Puts Patients with Type 2 Diabetes at Greater Risk", 26 de marzo de 2009, http://shared.web.emory.edu/whsc/news/releases/2009/03/excess-fat-puts-diabetic-patients-at-risk.html (consultado en línea el 1 de noviembre de 2011).

15. ScienceDaily.com, "Obesity Increases Cancer Risk, Analysis of Hundreds of Studies Shows", 17 de febrero de 2008, http://www.sciencedaily.com/releases/2008/02/080217211802.htm (consultado en línea el 19 de noviembre de 2012).

16. The Healthier Life.com, "GERD: Obesity Can Increase Your Risk of Acid Reflux Disease", 29 de marzo de 2006, http://www.thehealthierlife.co.uk/natural-health-articles/digestive-problems/gerd-obesity-increase-risk-00212.html (consultado en línea el 19 de noviembre de 2012).

17. Frank Mangano, "The Obesity-Hypertension Connection: Your Weight May be Putting You at Risk", NaturalNews.com, 27 de julio de 2009, http://www.naturalnews.com/026702_weight_blood_pressure.html (consultado en línea el 19 de noviembre de 2012).

18. A. J. Stunkard, T. I. Sorensen, C. Hanis, et al., "An Adoption Study of Human Obesity", *New England Journal of Medicine* 314, no. 4 (23 de enero de 1986): pp. 193–198.

19. National Heart, Lung, and Blood Institute, National Institutes of Health, "What Causes Overweight and Obesity?", http://www.nhlbi.nih.gov/health/health-topics/topics/obe/causes.html (consultado en línea el 19 de noviembre de 2012).

20. Pamela Peeke, *Fight Fat After Forty* (New York: Viking, 2000), p. 58.

2. Primer culpable: Inflamación

1. Wikipedia.org, s.v. "List of Wildfires: North America", http://en
.wikipedia.org/wiki/List_of_wildfires#North_America (consultado en
línea el 19 de noviembre de 2012).

2. H. Du, D. L. van der A, M. M. van Bakel, et al., "Glycemic Index
and Glycemic Load in Relation to Food and Nutrient Intake and Metabolic Risk Factors in a Dutch Population", *American Journal of Clinical
Nutrition* 87, no. 3 (March 2008): pp. 655–661.

3. G. Davi, M. T. Guagnano, G. Ciabattoni, et al., "Platelet Activation
in Obese Women: Role of Inflammation and Oxidant Stress", *Journal of
the American Medical Association* 288, no. 16 (Octubre 23–30, 2002):
pp. 2008–2014.

4. B. B. Duncan, M. I. Schmidt, L. E. Chambless, A. R. Folsom, y G.
Heiss, "Atherosclerosis Risk in Communities Study Investigators: Inflammation Markers Predict Increased Weight Gain in Smoking Quit-
ters", *Obesity Research* 11, no. 11 (Noviembre 2003): pp. 1339–1344; y E.
Barinas-Mitchell, M. Cushman, E. N. Meilahn, R. P. Tracy, y L. H. Ku-
ller, "Serum Levels of C-Reactive Protein Are Associated With Obesity,
Weight Gain, and Hormone Replacement Therapy in Healthy Postmeno-
pausal Women", *American Journal of Epidemiology* 153, no. 11 (Junio
2001): pp. 1094–1101.

5. G. Engstrom, B. Hedblad, L. Stavenow, P. Lind, L. Janzon, y F. Lind-
garde, "Inflammation-Sensitive Plasma Proteins Are Associated With Fu-
ture Weight Gain", *Diabetes* 52, no. 8 (Agosto 2003): pp. 2097–2101.

6. Clara Felix, *All About Omega-3 Oils* (Garden City, NY: Avery Pu-
blishing, 1998), p. 32.

7. Jeanie Lerche Davis, "Top 10 Foods With Trans Fats", WebMD.com,
21 de mayo de 2004, http://www.webmd.com/diet/features/top-10-foods
-with-trans-fats (consultado en línea el 19 de noviembre de 2012).

8. William Davis, *Wheat Belly* (New York: Rodale, 2011), p. 14.

9. H. C. Broeck, H. C. de Jong, E. M. Salentijn, et al., "Presence of Ce-
liac Disease Epitopes in Modern and Old Hexaploid Wheat Varieties:
Wheat Breeding May Have Contributed to Increased Prevalence of Ce-
liac Disease", *Theoretical and Applied Genetics* 121, no. 8 (Noviembre de
2010): 1527–1539, como se referencia en Davis, *Wheat Belly*, p. 26.

10. Davis, *Wheat Belly*, p. 35.

11. Ibíd., pp. 36, 53–54.

12. Ibíd., p. 45.

13. Marian Burros, "Stores Say Wild Salmon, but Tests Say Farm Bred", *New York Times*, 10 de abril de 2005, http://www.nytimes.com/2005/04/10/dining/10salmon.html?scp=1&sq=stores+say+wild+salmon&st=nyt&_r=0 (consultado en línea el 19 de noviembre de 2012).

3. Segundo culpable: Carbohidratos, especialmente el trigo

1. Davis, *Wheat Belly*, p. 56.
2. Ibíd., p. 103.
3. Ibíd., p. 70.
4. US Department of Health and Human Services, *Dietary Guidelines for Americans, 2005*, 6th ed. (Washington DC: U.S. Government Printing Office, 2005).
5. Neal Bernard, *Breaking the Food Seduction* (New York: St. Martin's Press, 2003), p. 32.
6. Davis, *Wheat Belly*, pp. 32–33.
7. John Casey, "The Hidden Ingredient That Can Sabotage Your Diet", MedicineNet.com, http://www.medicinenet.com/script/main/art.asp?articlekey=56589 (consultado en línea el 20 de noviembre de 2012).
8. Becky Hand, "The Hunt for Hidden Sugar", BabyFit.com, http://babyfit.sparkpeople.com/articles.asp?id=685 (consultado en línea el 20 de noviembre de 2012).
9. MyFoxNY.com, "Teens' Sugar Intake Poses Health Risks", 12 de enero de 2011, http://www.myfoxny.com/story/17425214/teens-sugar-intake-raises-health-risks (consultado en línea el 20 de noviembre de 2012).
10. Centers for Disease Control and Prevention, "Overweight and Obesity: Adult Obesity Facts", http://www.cdc.gov/obesity/data/adult.html (consultado en línea el 14 de enero de 2013); Centers for Disease Control and Prevention, "National Diabetes Month—November 2012", *Morbidity and Mortality Weekly Report* 61, no. 43 (2 de noviembre de 2012): p. 869, http://www.cdc.gov/mmwr/preview/mmwrhtml/mm6143a1.htm (consultado en línea el 20 de noviembre de 2012).
11. Sucralose.org, "Your Questions Answered", http://www.sucralose.org/questions/ (consultado en línea el 14 de enero de 2013).
12. Sally Fallon Morell y Rami Nagel, "Agave Nectar: Worse Than We Thought", *Wise Traditions*, Primavera 2009, pp. 44–51, http://www.westonaprice.org/modern-foods/agave-nectar-worse-than-we-thought (consultado en línea el 20 de noviembre de 2012).
13. Drugs.com, "Spherix Announces Statistically Significant Results in Phase 3 Study With D-tagatose in Type 2 Diabetics", octubre de 2010,

http://www.drugs.com/clinical_trials/spherix-announces-statistically
-significant-results-phase-3-study-d-tagatose-type-2-diabetes-10296.html
(consultado en línea el 14 de enero de 2013).

4. Su contorno de cintura es su salvavidas

1. Linda K. "Tallest, Fastest, Longest: Top 10 Roller Coasters in America", *Uptake* (blog), 29 de abril de 2009, http://attractions.uptake.com/blog/top-10-roller-coasters-4014.html (consultado en línea el 20 de noviembre de 2012).

2. Lauren Muney, "Top 10 Excuses for Falling Off the Diet/Fitness Wagon—and Answers for Them", PhysicalMind.com, http://www.physicalmind.com/articles.html (consultado en línea el 20 de noviembre de 2012).

3. Centers for Disease Control and Prevention (CDC), "Overweight and Obesity: Defining Overweight and Obesity".

4. Youfa Wang, Eric B. Rimm, Meir J. Stampfer, Walter C. Willett y Frank B. Hu, "Comparison of Abdominal Adiposty and Overall Obesity in Predicting Risk of Type 2 Diabetes Among Men", *American Journal of Clinical Nutrition* 81, No. 3 (2005): pp. 555–563.

5. Olvídese de la cifra en la báscula

1. Amanda Spake, "The Belly Burden", *U.S. News & World Report*, 20 de noviembre de 2005, http://health.usnews.com/usnews/health/articles/051128/28waist.htm (consultado en línea el 20 de noviembre de 2012).

2. Krisha McCoy, "Your Body Fat Percentage: What Does It Mean?", BeliefNet.com, Julio de 2008, http://www.beliefnet.com/healthandhealing/getcontent.aspx?cid=41373 (consultado en línea el 20 de noviembre de 2012).

8. Dieta para reducir su cintura rápidamente, segunda fase

1. American College of Obstetricians and Gynecologists, "Nutrition During Pregnancy", patient education information sheet, junio de 2008.

2. L. R. Goldman, M. W. Shannon, y la American Academy of Pediatrics: Committee on Environmental Health, "Technical Report: Mercury in the Environment: Implications for Pediatricians", *Pediatrics* 108, no. 1 (Julio de 2001): 197–205.

9. Caprichos y engaños

1. Jennie Brand-Miller, Thomas M. S. Wolever, Kay Foster-Powell y Stephen Colagiuri, *The New Glucose Revolution*, 3rd ed. (New York: Marlow & Co., 2007), p. 86.

2. Charles Stuart Platkin, *The Automatic Diet* (New York: Hudson Street Press, 2005), p. 92.

3. M. Conceicao de Oliveira, R. Sichieri, y A. Sánchez, "Weight Loss Association With a Daily Intake of Three Apples or Three Pears Among Overweight Women", *Nutrition* 19, no. 3 (2003): pp. 253–256.

4. Judith J. Wurtman y Nina Frusztajer Marquis, *The Serotonin Power Diet* (New York: Rodale, 2006), p. 15.

5. Ibíd., pp. 66–68.

10. Comer fuera y comprar en el supermercado

1. National Restaurant Association, "Restaurant Industry Sales Turn Positive in 2011 After Three Tough Years", PRNewswire, 1 de febrero de 2011, http://multivu.prnewswire.com/mnr/national-restaurant-association/42965/ (consultado en línea el 26 de noviembre de 2012).

2. National Restaurant Association, "National Restaurant Association's First-of-Its-Kind "Kids LiveWell" Initiative Showcases Restaurants' Healthful Menu Options for Children", nota de prensa, 13 de julio de 2011, http://www.restaurant.org/pressroom/pressrelease/?ID=2136 (consultado en línea el 26 de noviembre de 2012).

3. Rich Pirog, Timothy Van Pelt, Kamyar Enshayan y Ellen Cook, "Food, Fuel, and Freeways: An Iowa Perspective on How Far Food Travels, Fuel Usage, and Greenhouse Gas Emissions", Leopold Center for Sustainable Agriculture, Junio de 2001, http://www.leopold.iastate.edu/pubs-and-papers/2001-06-food-fuel-freeways (consultado en línea el 9 de noviembre de 2011).

4. SupermarketGuru.com, "The Things You Need to Know About Frozen Dinners", 4 de abril de 2007, http://archive.supermarketguru.com/page.cfm/32858 (consultado en línea el 26 de noviembre de 2012).

11. Suplementos que apoyan la pérdida de peso y queman grasa abdominal

1. Michael Johnsen, "Obesity Epidemic Feeds Weight-Loss Product Sales", DrugStoreNews.com, 5 de enero de 2011, http://www.drugstorenews.com/article/obesity-epidemic-feeds-weight-loss-product-sales (consultado en línea el 26 de noviembre de 2012).

2. Stephen Bent, Thomas N. Tiedt, Michelle C. Odden y Michael G. Shlipak, "The Relative Safety of Ephedra Compared With Other Herbal

Products", *Annals of Internal Medicine* 138, no. 6 (18 de marzo de 2003): pp. 468–471, http://annals.org/article.aspx?articleid=716166 (consultado en línea el 26 de noviembre de 2012).

3. Associated Press, "FDA Warns Consumers to Avoid Brazilian Diet Pills", USAToday.com, 13 de enero de 2006, http://usatoday30.usatoday.com/news/health/2006-01-13-brazilian-diet-pills_x.htm (consultado en línea el 26 de noviembre de 2012).

4. Ano Lobb, "Hepatoxicity Associated With Weight-Loss Supplements: A Case for Better Post-Marketing Surveillance", *World Journal of Gastroenterology* 15, no. 14 (14 de abril de 2009): pp. 1786–1787, http://www.ncbi.nlm.nih.gov/pmc/articles/PMC2668789/ (consultado en línea el 26 de noviembre de 2012).

5. Julius Goepp, "Critical Need for a Multi-Modal Approach to Combat Obesity", *Life Extension*, Junio de 2009, http://www.lef.org/magazine/mag2009/jun2009_Multi-Modal-Approach-To-Combat-Obesity_01.htm (consultado en línea el 26 de noviembre de 2012).

6. P. Chantre y D. Lairon, "Recent Findings of Green Tea Extract AR25 (Exolise) and Its Activity for the Treatment of Obesity", *Phytomedicine* 9, no. 1 (2002): pp. 3–8.

7. Goepp, "Critical Need For a Multi-Modal Approach to Combat Obesity".

8. LifeExtension.org, "Journal Abstracts: Green Coffee Bean Extract", *Life Extension Magazine*, Febrero de 2012, http://www.lef.org/magazine/mag2012/abstracts/feb2012_Green-Coffee-Bean-Extract_04.htm (consultado en línea el 26 de noviembre de 2012).

9. Douglas Laboratories, "Metabolic Lean: Weight Management Formula", hoja de datos del producto, junio de 2012, http://www.douglaslabs.com/pds/201350, pdf (consultado en línea el 15 de enero de 2013).

10. American Thyroid Association, "Iodine Deficiency", http://www.thyroid.org/iodine-deficiency/ (consultado en línea el 26 de noviembre de 2012).

11. Lisa Bolton, Americus Reed II, Kevin G. Volpp y Katrina Armstrong, "How Does Drug and Supplement Marketing Affect a Healthy Lifestyle?", *Journal of Consumer Research* 34 (Febrero de 2008).

12. J. A. Marlett, M. I. McBurney, J. L. Slavin y la American Dietetic Association, "Position of the American Dietetic Association: Health Implications of Dietary Fiber", *Journal of the American Dietetic Association* 102, no. 7 (2002): pp. 993–1000.

13. N.C. Howarth, E. Saltzman, and S. B. Roberts, "Dietary Fiber and Weight Regulation", *Nutrition Review* 59, no. 5 (2001): pp. 129–138.

14. Life Extension, "Obesity: Strategies to Fight a Rising Epidemic", http://www.lef.org/protocols/metabolic_health/obesity_01.htm (consultado en línea el 26 de noviembre de 2012).

15. Judith N. Ngondi, Blanche C. Etoundi, Christine B. Nyangono, Carl M. F. Mbofung, y Julius E. Oben, "IGOB131, a Novel Seed Extract of the West African Plant Irvingia Gabonensis, Significantly Reduces Body Weight and Improves Metabolic Parameters in Overweight Humans in a Randomized Double-Blind Placebo Controlled Investigation", *Lipids in Health and Disease* 8, no. 7 (Marzo de 2009): http://www.lipidworld.com/content/8/1/7 (consultado en línea el 26 de noviembre de 2012).

16. Hoodia Advice, "The Science of Hoodia", http://www.hoodia-advice.org/hoodia-plant.html (consultado en línea el 26 de noviembre de 2012).

17. Tom Mangold, "Sampling the Kalahari Hoodia Diet", BBC News, 30 de mayor de 2003, http://news.bbc.co.uk/2/hi/programmes/correspondent/2947810.stm (consultado en línea el 26 de noviembre de 2012).

12. La importancia de la actividad

1. TMZ.com, "Janet in Shape and in 'Control'", 27 de julio de 2006, http://www.tmz.com/2006/07/17/janet-in-shape-and-in-control/ (consultado en línea el 26 de noviembre de 2012).

2. Rob Carnevale, "Bruce Willis: Die Hard 4.0", BBC, 2 de julio de 2007, http://www.bbc.co.uk/films/2007/07/02/bruce_willis_die_hard_4_2007_interview.shtml (consultado en línea el 26 de noviembre de 2012).

3. Starpulse.com, "Memorable Celebrity Quotes", 16 de enero de 2008, http://www.starpulse.com/news/index.php/2008/01/16/memorable_celebrity_quotes_118 (consultado en línea el 26 de noviembre de 2012).

4. Mirelle Agaman, "Exclusive: Serena Williams Talks To Star!", *Star*, 4 de mayo de 2007, http://www.starmagazine.com/news/exclusive-serena-williams-talks-star (consultado en línea el 9 de noviembre de 2011).

5. Stephen Miller, "Jack LaLanne, Media Fitness Guru, Dies at 96", *Wall Street Journal*, 24 de enero de 2011, http://online.wsj.com/article/SB10001424052748703398504576100923135057068.html (consultado en línea el 26 de noviembre de 2012).

6. Centers for Disease Control and Prevention (CDC), "U.S. Physical Activity Statistics", http://apps.nccd.cdc.gov/PASurveillance/StateSumV.asp (consultado en línea el 26 de noviembre de 2012).

7. Jacqueline Stenson, "Excuses, Excuses", MSNBC.com, 16 de diciembre de 2004, http://www.msnbc.msn.com/id/6391079/ns/

health-fitness/t/excuses-excuses/ (consultado en línea el 26 de noviembre de 2012); Chad Clark, "Functional Exercise: Top 10 List of Reasons Why People Don't Exercise", http://pt-connections.com/topfit/publish/printer_functional_exercise_top_10_reasons.shtml (consultado en línea el 9 de noviembre de 2011).

8. Centers for Disease Control and Prevention (CDC), "Physical Activity for Everyone", http://www.cdc.gov/physicalactivity/everyone/guidelines/adults.html (consultado en línea el 26 de noviembre de 2012).

9. Jennifer Corbett Dooren, "New Exercise Goal: 60 Minutes a Day", *Wall Street Journal*, 24 de marzo de 2010, http://online.wsj.com/article/SB10001424052748704896104575140011148266470.html (consultado en línea el 26 de noviembre de 2012).

10. David Zinczenko con Matt Goulding, *Eat This, Not That!* (New York: Rodale Books, 2008), p. 113.

11. Associated Baptist Press, "70-Year-Old Swims English Channel to Promote Church's Ministry in Haiti", 1 de septiembre de 2004, http://www.abpnews.com/archives/item/1863-70-year-old-swims-english-channel-to-promote-churchs-ministry-in-haiti (consultado en línea el 27 de noviembre de 2012).

12. J. A. Levine, L. M. Lanningham-Foster, S. K. McCrady, et al., "Interindividual Variation in Posture Allocation: Possible Role in Human Obesity", *Science* 307, no. 5709 (28 de enero de 2005): pp. 584–586.

13. Centers for Disease Control and Prevention, "How Much Physical Activity Do Adults Need?", 1 de diciembre de 2011, http://www.cdc.gov/physicalactivity/everyone/guidelines/adults.html (consultado en línea el 27 de noviembre de 27, 2012).

14. C. A. Slentz, B. D. Duscha, J. L. Johnson, et al., "Effects of the Amount of Exercise on Body Weight, Body Composition, and Measures of Central Obesity", *Archives of Internal Medicine* 164, no. 1 (12 de enero de 2004): pp. 31–39.

15. Caroline J. Cedarquist, "Fitness With Fido: A Healthy Pastime for Dog Owners", NewsBlaze.com, 10 de enero de 2006, http://newsblaze.com/story/20060110091932nnnn.nb/topstory.html (consultado en línea el 27 de noviembre de 2012).

16. Berit L. Heitmann and Peder Frederiksen, "Thigh Circumference and Risk of Heart Disease and Premature Death: Prospective Cohort Study", *British Medical Journal* 339 (3 de septiembre de 2009): http://www.bmj.com/content/339/bmj.b3292 (consultado en línea el 27 de noviembre de 2012).

17. Peter Jaret, "A Healthy Mix of Rest and Motion", *New York Times*, May 3, 2007, http://tinyurl.com/c7zxot3 (consultado en línea el 27 de noviembre de 2012).

18. K. N. Boutelle y D. S. Kirschenbaum, "Further Support for Consistent Self-Monitoring as a Vital Component of Successful Weight Control", *Obesity Research* 6, no. 3 (Mayo de 1998): pp. 219–224, http://www.ncbi.nlm.nih.gov/pubmed/9618126 (consultado en línea el 27 de noviembre de 2012).